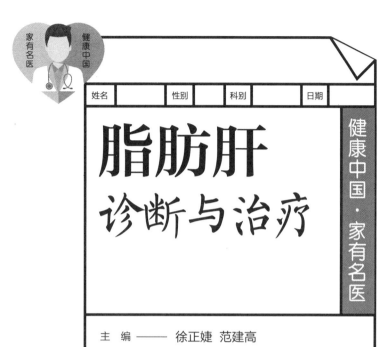

| 姓名 | | 性别 | | 科别 | | 日期 | |

脂肪肝
诊断与治疗

健康中国·家有名医

主 编 —— 徐正婕 范建高

U0198396

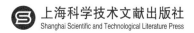

上海科学技术文献出版社
Shanghai Scientific and Technological Literature Press

图书在版编目（CIP）数据

脂肪肝诊断与治疗 / 徐正婕，范建高主编 . 一上海：上海科学技术文献出版社，2020

（健康中国·家有名医丛书）

ISBN 978-7-5439-8119-5

Ⅰ.①脂… Ⅱ.①徐…②范… Ⅲ.①脂肪肝—诊疗—普及读物 Ⅳ.① R575.5-49

中国版本图书馆 CIP 数据核字 (2020) 第 053939 号

策划编辑：张　树
责任编辑：付婷婷　张亚妮
封面设计：樱　桃

脂肪肝诊断与治疗
ZHIFANGGAN ZHENDUAN YU ZHILIAO
主编　徐正婕　范建高
出版发行：上海科学技术文献出版社
地　　址：上海市长乐路 746 号
邮政编码：200040
经　　销：全国新华书店
印　　刷：常熟市人民印刷有限公司
开　　本：650×900　1/16
印　　张：12.5
字　　数：129 000
版　　次：2020 年 7 月第 1 版　2020 年 7 月第 1 次印刷
书　　号：ISBN 978-7-5439-8119-5
定　　价：30.00 元
http://www.sstlp.com

"健康中国·家有名医"丛书总主编简介

王韬

同济大学附属东方医院主任医师、教授、博士生导师，兼任上海交通大学媒体与传播学院健康与医学传播研究中心主任。创立了"达医晓护"医学传播智库和"智慧医典"健康教育大数据平台；提出了"医学传播学"的学科构想并成立"中国医学传播学教学联盟"。任中国科普作家协会医学科普创作专委会主任委员、应急安全与减灾科普专委会常务副主任委员、中华预防医学会灾难预防医学分会秘书长。全国创新争先奖、国家科技进步奖二等奖、上海市科技进步奖一等奖、中国科协"十大科学传播人物"获得者。"新冠"疫情期间担任赴武汉国家紧急医学救援队（上海）副领队。

李校堃

微生物与生物技术药学专家，中国工程院院士，教授、博士生导师，温州医科大学党委副书记、校长、药学学科带头人，基因工程药物国家工程研究中心首席专家。于 1992 年毕业于白求恩医科大学，1996年获中山医科大学医学博士学位。 2005 年入选教育部新世纪优秀人才，2008 年受聘为教育部"长江学者奖励计划"特聘教授， 2014 年入选"万人计划"第一批教学名师。长期致力于以成纤维细胞生长因子为代表的基因工程蛋白药物的基础研究、工程技术和新药研发、临床应用及转化医学研究，在国际上首次将成纤维细胞生长因子开发为临床药物。先后获得国家技术发明奖二等奖、国家科技进步奖二等奖等，发表论文 200 余篇。

"健康中国·家有名医"丛书编委会

丛书总主编:

王　韬　　中国科普作家协会医学科普创作专委会主任委员
　　　　　主任医师、教授
李校堃　　温州医科大学校长、中国工程院院士

丛书副总主编:

方秉华　　上海申康医院发展中心党委副书记、主任医师、教授
唐　芹　　中华医学会科学技术普及部、研究员

丛书编委:

马　骏　　上海市同仁医院院长、主任医师
卢　炜　　浙江传媒学院电视艺术学院常务副院长、副书记
冯　辉　　上海中医药大学附属光华医院副院长、主任医师
孙　烽　　中国科普作家协会医学科普创作专委会秘书长、副教授
李本乾　　上海交通大学媒体与传播学院院长、教育部"长江学者"
　　　　　特聘教授
李江英　　上海市红十字会副会长
李　红　　福建省立医院党委副书记、主任护师、二级教授
李春波　　上海交通大学医学院附属精神卫生中心副院长
　　　　　上海交通大学心理与行为科学研究院副院长、主任医师
李映兰　　中南大学湘雅护理学院副院长、主任护师
杨海健　　黄浦区卫健委副主任、副主任医师
吴晓东　　上海市卫生人才交流服务中心主任
汪　妍　　上海电力医院副院长、主任医师

汪　胜	杭州师范大学医学院副院长、副教授
宋国明	上海市第一人民医院党委副书记、纪委书记、副研究员
张春芳	上海市浦东新区医疗急救中心副主任
张雯静	上海市中医医院党委副书记、主任医师
林炜栋	上海交通大学护理学院副院长（主持工作）、主任医师
罗　力	复旦大学公共卫生学院党委书记、教授
周行涛	复旦大学附属眼耳鼻喉科医院院长、主任医师、教授
赵燕萍	复旦大学附属闵行医院（上海市闵行区中心医院）党委书记、主任医师
唐　琼	上海市计划生育协会驻会副会长
陶敏芳	上海市第六人民医院副院长、主任医师、教授
桑　红	长春市第六医院院长兼党委书记、主任医师、教授
盛旭俊	海南省澄迈县人民医院执行院长、副主任医师 上海交通大学医学院附属新华医院医务部副主任
韩　静	同济大学附属东方医院应急管理办公室副主任、副教授
颜　萍	新疆医科大学护理学院院长、主任护师
薄禄龙	海军军医大学长海医院麻醉学部主任助理、副主任医师副教授

总　序

　　健康是人生最宝贵的财富，然而疾病却是绕不开的话题。2020 年中国人民共同经历了一场战"疫"，本应美如画卷的春天，被一场突如其来的疫情打破。这让更多人认识到健康的重要性，也激发了全社会健康意识的觉醒。

　　现代社会快节奏和高强度的生活方式，使我们常常处于亚健康状态。美食诱惑、运动不足、嗜好烟酒，往往导致肥胖，诱发高血压、高血脂、高血糖、高尿酸乃至冠心病、脑卒中，甚至损伤肺功能，造成肾功能衰退，而久病卧床又会造成肺炎、压疮、下肢血管栓塞等衍生疾病……凡此种种，严重影响人们的健康生活。

　　"经济要发展，健康要上去"是每个老百姓的追求，健康是人们最具普遍意义的美好生活需要。鉴于此，上海科学技术文献出版社策划出版了"健康中国·家有名医"丛书。丛书作者多为上海各三甲医院临床一线专科医生，遴选临床常见病、多发病，为广大读者提供一套随时可以查阅的医学科普读物。

　　如今，在国内抗"疫"获得阶段性胜利的情况下，全国各地逐渐复工复产，医务人员和出版人也在用自己的实际行动响应政府号召。上海科学技术文献出版社精心打造的这套丛书，为全社会健康保驾护航，让大众在疫情后期更加关注基础疾病的治疗，提高机体免疫力，在这场战"疫"取得全面胜利的道路上多占

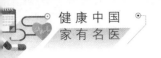
得一些先机，也希望人们可以早日恢复健康生活。

本丛书秉承上海科学技术文献出版社曾经出版的"挂号费"丛书理念，作为医学科普读物，为广大读者详细介绍了各类常见疾病发病情况，疾病的预防、治疗，生活中的饮食、调养，疾病之间的关系，治疗的误区，患者的日常注意事项等。其内容新颖、系统、实用，适合患者、患者家属及广大群众阅读，对医生临床实践也具有一定的参考价值。本丛书版式活泼大气、文字舒展，采用一问一答的形式，逻辑严密、条理清晰，方便阅读，也便于读者理解；行文深入浅出，对晦涩难懂的术语采用通俗表达，降低阅读门槛，方便读者获取有效信息，是可以反复阅读、随时查询的家庭读物，宛若一位指掌可取的"家庭医生"。

本丛书的创作团队，既是抗"疫"的战士，也是健康生活的大使。作为国家紧急医学救援队的一员，从武汉方舱医院返回上海的第一时间能够看到丛书及时出版，我甚是欣慰。衷心盼望丛书可以让大众更了解疾病、更重视健康、更懂得未病先防，为健康中国事业添砖加瓦。

王 韬
中国科普作家协会医学科普创作专委会主任委员
赴武汉国家紧急医学救援队（上海）副领队
2020 年 4 月 3 日于上海

目　录

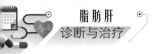

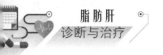

患了脂肪肝可能会有的一些表现

脂肪肝有哪些临床表现

　　急性脂肪肝较少见,我们通常所说的脂肪肝都是慢性脂肪肝。该病起病隐匿、病程漫长,大多呈良性经过,少部分最终可发展为肝硬化。本病虽以中老年多见,但目前在青少年中的发病率也呈增长趋势。酒精性脂肪肝患者绝大多数为男性。

　　脂肪肝的临床表现一般较轻微,大多数患者并没有肝病相关症状,主要在健康体检或因其他疾病进行肝脏检查时偶尔发现。最常见的表现有腹胀、肝区疼痛,部分患者可见右上腹饱胀感或压迫感,是脂肪肝患者就诊的主要原因之一。这些症状可能与肝内脂肪浸润导致肝脏肿大、肝包膜过度伸张有关,也可能因胆石症等其他疾病所致。弥漫性肝大是最常见的体征,但肝大的程度与病情轻重并不呈正相关。肝脏多轻度或中度肿大,表面光滑,边缘较圆钝,质地正常或稍硬,一般无明显压痛。

　　慢性脂肪肝患者脾肿大检出率不足 25％,多见于脂肪性肝炎或肝硬化。约 15％的脂肪肝患者出现轻度胆汁淤积性黄疸,偶尔为溶血性黄疸。约 8％的病例可有蜘蛛痣以及一过性的食管静脉曲张等慢性肝病征象,少数重度脂肪肝患者可伴有腹腔积液和双下肢水肿,但合理治疗后上述体征会很快消退。

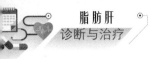

酒精性肝病有哪些临床表现

乙醇(酒精)可引起严重的肝脏损伤,但有时可没有肝病相关症状和体征。部分患者是通过健康体检,或者因为肺炎、肋骨骨折或脑损伤等其他疾病就诊,或因其他器官的酒精性损害(如胰腺、心脏、脑、周围神经等)而发现。一般可以有一些非特异性的表现,比如恶心、呕吐、腹部不适或腹泻。若发生进行性肝损害,则可出现黄疸、腹腔积液、肝性脑病(肝昏迷)或上消化道出血。

单纯性酒精性脂肪肝一般无症状,最主要的体征就是肝大。酒精性肝炎患者症状比较明显,常有营养不良、发热、较严重的黄疸等。肝大,但脾脏不一定肿大。酒精性肝硬化蜘蛛痣更易见到,时常是多发的、巨大的。酒精性肝硬化肝脏往往是肿大的,有时甚至可以在盆腔触及肿大的肝脏,这与其他病因引起的肝硬化肝脏缩小不同。

乙醇可增加门静脉血流和肝血管的抵抗力,最终导致门静脉压力增加和侧支循环形成。在合并有病毒性肝炎肝硬化和门静脉高压症的患者中增加了食管静脉曲张破裂出血的危险性。

脂肪肝是一个独立的疾病吗

脂肪肝可以是一个独立的疾病,但更多见的还是全身性疾病在肝脏的一个病理过程。我们平时所说的原发性非酒精性脂肪肝,是代谢综合征在肝脏的表现之一。所谓"代谢综合征",是指以内脏型肥胖为中心,以胰岛素抵抗所致的糖脂代谢紊乱及全身性炎症为共同发病机制,涉及全身各系统的一组疾病,包括肥胖症、糖尿病、高脂血症、高血压病、冠心病、痛风、胆石症、睡眠呼吸暂停综合征等在内的一系列疾病。脂肪肝常与这些疾病同时存在,或者说脂肪肝的出现预示着即将发生这些疾病。

酒精性脂肪肝常伴有酒精中毒的其他表现,如酒精依赖、胰腺炎、周围神经炎等。营养不良性脂肪肝常与慢性消耗性疾病同时存在,如结核病、溃疡性结肠炎等。

因此,如B超发现有脂肪肝,应该进一步检查,以明确脂肪肝的病因以及可能并存的其他疾病。

肥胖与酒精性肝病有关吗

与酒精性肝病发生、发展相关的重要危险因素中,有饮酒的量和时间、性别、遗传、营养不良等,最近研究发现,肥胖也是加重酒精性肝病程度的重要危险因素。

肥胖与酒精性肝病关系最密切的是酒精性脂肪肝。近年来,门诊及健康体检时发现脂肪肝患者明显增多。在排除病毒性肝炎后,如存在长期大量饮酒,即可诊断为酒精性肝病。

酒精性脂肪肝的病例中,多数患者达到了肥胖的诊断标准。因为乙醇本身也可以提供能量,多数学者认为饮酒可导致体重

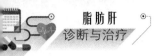

增加,诱发内脏型肥胖,生活中人们就有"啤酒肚"一说。乙醇还能刺激神经中枢,引起食欲增加。如合并高脂饮食更易导致热量过剩,最终导致营养过剩性脂肪肝。与体型正常者相比,肥胖者饮酒所致的酒精性肝损害更为剧烈。所以,最近把肥胖也作为酒精性肝病的危险因子之一。目前已经公认,肥胖者和消瘦者对乙醇的耐受性均较正常人差。

了解一些脂肪肝的常识

什么是脂肪肝 ⊃

脂肪肝,又称脂肪性肝病和肝脏脂肪变性。是一种病变主体在肝小叶,以肝细胞脂肪变性为主的临床病理综合征。脂肪肝可以是一个独立的原发性疾病,但更多的是一些全身性疾病累及肝脏的表现。肥胖症、酒精中毒和糖尿病为脂肪肝的三大病因。脂肪肝时肝细胞内脂类蓄积超过肝脏湿重的5%,或病理学上每单位面积有1/3以上肝细胞内有脂滴存在,严重时肝脏脂类含量甚至高达肝湿重的40%～50%。可伴有或不伴有肝病相关临床征象。

在不同原因下,蓄积在肝内的脂类可以是甘油三酯、磷脂、糖脂或胆固醇脂等,所以更确切的脂肪肝命名应该包括脂类的性质。由于绝大多数的脂肪肝是中性脂肪——甘油三酯的堆积所致,故一般所称的脂肪肝即属此类。由于脂代谢酶的遗传性缺陷而致磷脂、胆固醇及胆固醇酯等类脂在肝脏、脾脏等处沉积的类脂质沉积病不属于普通脂肪肝的范畴。

脂肪肝是当今社会的高发病吗 ⊃

由于生活水平的提高、饮食结构的变化、乙醇(酒精)消耗量

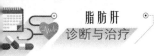
的增加和预防保健措施的相对滞后,目前脂肪肝的发病率越来越高,已成为当今社会的高发病。

而非酒精性脂肪肝已成为欧美等发达国家第一大肝病,成人脂肪肝患病率高达 20%～30%。1995 年范建高等报道上海市机关工作人员等特定人群的脂肪肝患病率为 12.9%。2003 年范建高等调查 3 175 名上海市成年居民,结果显示上海市成人脂肪肝患病率为 17.3%。在脂肪肝的病因构成比中,酒精性脂肪肝只占 3.33%,即上海市成人脂肪肝主要为非酒精性脂肪肝,提示近年来上海市成人非酒精性脂肪肝患病率增长迅速。不仅脂肪肝的发病有上升趋势,而且发病年龄越来越小。日本对 810 名 4～12 岁儿童检查发现,脂肪肝检出率为 2.6%,其中男孩为 3.4%,女孩为 1.8%,年龄最小者仅 6 岁。

引起脂肪肝的常见病因有哪些

脂肪肝可以是一个独立的原发疾病,也可以是全身疾病累及肝脏的表现。脂肪肝的发病原因很多,常见的有过量饮酒、肥胖、糖尿病、高脂血症、饥饿、蛋白质热量不足性营养不良、全胃肠外营养治疗、小肠改道手术(治疗肥胖)、某些药物[他莫昔芬(三苯氧胺)、胺碘酮等]、工业毒物(四氯化碳等)、肝炎病毒(特别是丙型肝炎病毒感染)、妊娠急性脂肪肝、Reye 综合征、内分泌代谢障碍(如皮质醇增多症、甲状腺功能亢进症、长期糖皮质激素治疗),以及一些慢性感染与炎症(如慢性结核病)等。

总体来说,脂肪肝可分为酒精性脂肪肝和非酒精性脂肪肝。非酒精性脂肪肝又可分为原发性脂肪肝和继发性脂肪肝。我们一般说的脂肪肝就是原发性非酒精性脂肪肝。

在不同的时期、不同的国家和人群中,脂肪肝的主要病因不一。比如在三年自然灾害时期,我国农村居民中脂肪肝也很常见,这绝大部分是由营养不良引起的。而近年来,随着经济水平的提高,饮食结构的西化和饮酒增多,以及生活方式的改变,肥胖、糖尿病、高脂血症已成为上海等发达地区的主要病因。而北方和少数民族地区脂肪肝则主要由酒精中毒引起。

具体到某个脂肪肝患者身上,数种病因可以同时存在,例如过量饮酒、肥胖、服用某种药物或者肝炎病毒感染等。

酒精性脂肪肝也是酒精性肝病的一种吗

肝脏是乙醇(酒精)的代谢器官。长期大量饮酒,可引起肝脏损害。最早认为,饮酒所致的肝损伤主要是由于饮酒伴随的蛋白质热量营养缺乏引起的。进一步的研究则显示,酒精的化学成分乙醇及其代谢物乙醛本身对肝脏有毒性作用,可导致肝细胞的变性坏死。

临床上将由于长期大量饮酒引起的肝脏损害,统称为酒精性肝病。包括酒精性脂肪肝、酒精性肝炎、酒精性肝硬化以及酒精性肝细胞癌等多种肝脏病变。以上各种病变并不是独立存在的,而是相互关联,逐渐进展,不能完全区分的肝病组合。其中

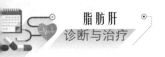

酒精性脂肪肝是酒精性肝病的早期表现,也是最常见的表现。

当然,过量饮酒害处多多,除了肝病之外,还可引起酒精依赖综合征、酒精中毒、酒精滥用、精神病、心肌病、胃炎、胰腺炎、多发性神经病、造血功能障碍、性功能障碍等。只不过,酒精性肝病引起的死亡占乙醇(酒精)相关死亡原因的首位。所以请记住,饮酒最伤的是肝脏。

不同的种族、性别、遗传背景对酒精肝损伤的敏感性也不一样。因而常常有这样的现象,某老先生天天饮白酒达几十年,依然健康。但是,脂肪肝的出现就在提醒:你不是这种幸运儿,请及时戒酒或减少饮酒,以免发展为肝硬化。

诱发脂肪肝的危险因素有哪些

脂肪肝危险因素的存在能导致脂肪肝发生频率的上升,而去除这些因素则可降低脂肪肝的发生率。脂肪肝的高发除与肥胖、糖尿病等相关外,还与以下因素有关。

(1) 不合理的膳食结构:随着经济的发展,我国居民食物结构和营养组成发生了明显的变化,表现为粮食消耗量呈下降趋势,而动物性食物成倍增长,导致人体热量和营养素的摄入明显增加,但来自碳水化合物(糖类)的热量下降,来自脂肪的热量上升,蛋白质变化不大。比如,上海市居民脂肪提供的热量已由1959年的9%上升到1992年的27.9%,其中城市居民已超过31.2%,高于全国城市平均数的25%,也高于日本的

24%。膳食结构与脂肪肝的关系密切,家庭人均月收入高、喜食荤是脂肪肝的危险因素,而主食的多少与脂肪肝的发生并无密切关系。

(2) 不良的饮食习惯:过量摄食、吃零食、喜甜食和荤食。常吃夜宵以及不吃早餐等饮食习惯可扰乱代谢动态,为肥胖和脂肪肝的发病提供条件。比起同等热量的早、午餐,一顿丰盛的晚餐由于不能完全利用营养物质,更容易发胖和导致脂肪肝。

(3) 嗜酒:乙醇(酒精)进入人体后,要在肝脏进行分解代谢,乙醇及其代谢产物对肝细胞有毒性,使肝细胞内甘油三酯堆积,造成脂肪肝。嗜酒是脂肪肝的重要危险因素,但偶尔少量饮酒并不会诱发脂肪肝。

(4) 多坐少动的生活方式:人体对于多余热量的利用,主要通过体力活动消耗,没有被消耗的热量则转化为脂肪储存。肥胖的形成原因多种,活动过少比摄食过多更重要。绝大多数脂肪肝患者习惯于久坐,有些患者甚至从不参加体育运动。长期不运动导致过剩的热量转化为脂肪,过多脂肪沉积于皮下时,表现为肥胖,堆积在肝脏时,就出现了脂肪肝。

(5) 精神萎靡,生活散漫:白天精神萎靡、睡觉过多以及工作过于轻松和散漫也是脂肪肝的危险因素,而有一定的生活节奏和工作压力反而不易发生脂肪肝。当然,睡眠不足和工作过度劳累紧张也不利于身体健康。

总之,脂肪肝发生的危险因素是多方面的,必须及早采取综合性的防治措施才能避免脂肪肝的发生。

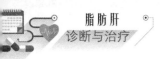
肥胖与脂肪肝的关系如何

肥胖是脂肪肝最常见的病因。摄入过多的脂类和甜食,又缺乏运动,使体内脂肪组织堆积过多,释放入血的游离脂肪酸增加,并被不断运往肝脏,如果超过了肝脏的处理能力,就导致大量脂肪沉积在肝脏中,从而形成脂肪肝。

目前在许多国家,体重过重和肥胖几乎影响了一半以上的成年人,儿童肥胖也日益增多。在发达国家,肥胖十分常见,而发展中国家,这种情况也在迅速发展。大多数西方国家成人肥胖的患病率为 10%～25%。肥胖的程度越重,持续时间越长,脂肪肝检出率越高,而且其病变也越明显。50% 的成人肥胖者有脂肪肝,重度肥胖者脂肪肝的检出率可高达 90%。近来肥胖儿童脂肪肝的检出率不断增高,美国一项最新的调查表明,一般儿童的非酒精性脂肪肝的患病率为 2.6%,但肥胖儿童为 22.5%～52.8%。日本报道肥胖的大学生中,男生脂肪肝患病率为 68.6%,女生为 27.3%。我国报道在单纯性肥胖儿童中(40 例,平均 9 岁),B 超诊断脂肪肝患病率为 38%。

上海 2001 年调查表明,15 岁以上人群的超重和肥胖率已达 32.98%,北京则高达 50%。因此,如果不采取行动来阻止这种趋势,就会有数以亿计的人因肥胖而影响身心健康,甚至导致脂肪肝等一系列与肥胖相关疾病。

内脏型肥胖更容易引起脂肪肝吗

1984年，肥胖就被列为一种疾病。目前肥胖已成为全球影响健康的三大疾病之一。

肥胖是指体内脂肪组织蓄积过多，临床上常以标准体重作为肥胖的诊断标准。标准体重的简易计算公式为：体重（kg）＝ [身高（cm）－100]×0.9；或者为：体重（kg）＝身高（cm）－105。一般而言，凡实际体重超过标准体重10％者可称为体重过重，超过20％者称为肥胖。轻度肥胖为超重20％～30％，中度肥胖为超重21％～50％，重度肥胖则为50％以上。

同样的超重程度，由于脂肪组织在体内堆积的部位不同，所引起的并发症也不同，故临床上又有内脏型肥胖和皮下脂肪型肥胖之分。皮下脂肪型肥胖是指脂肪沉积在臀部和大腿等下半身，又称为女性型肥胖（多见于女性）、末梢型肥胖。内脏型肥胖是指脂肪组织在腹部和内脏堆积，又称为男性型肥胖（因为男性的将军肚就是典型的内脏型肥胖）、中心性肥胖。与皮下脂肪型肥胖相比，内脏型肥胖更易合并糖尿病、高血脂、高血压、冠心病等，所以又被称为恶性肥胖。

内脏型肥胖在与脂肪肝形成的关联上也比皮下脂肪蓄积更有意义。因为内脏脂肪主要是指位于腹部肠系膜的脂肪，此处的脂肪极易活化成游离脂肪酸，而来自肠系膜的游离脂肪酸进入肠系膜血管后首先到达的器官就是肝脏，因此极易在肝脏堆积形成脂肪肝。

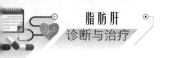

内脏型肥胖最简易的方法可以通过测量腰围、腰臀比、腰股比以及体重指数(BMI)等指数综合判断。一般认为,亚洲男性腰围大于 90 cm,女性大于 80 cm,或 BMI 大于 28 就可诊断。如果以 CT、磁共振成像等检测腹部脂肪含量则更为精确。

减肥过快会加重脂肪肝吗

如前所述,体重过重和肥胖与脂肪肝关系密切,通过控制饮食、增加运动、矫正不良行为等,在体重减轻 10％或恢复正常后,升高的血清氨基转移酶可降至正常水平,肝内脂肪沉积也可渐渐消退。但是,如果短期内体重减轻过快,每月体重下降超过 5 kg 以上,虽然肝脏脂肪沉积可以消退,但却会诱发或加重肝组织炎症和纤维化,肝功能也难以恢复正常。比如,国外常以空回肠短路手术治疗重度肥胖,虽然术后体重可以迅速下降,但脂肪性肝炎反而加重,术后 15 年约 10％患者发生脂肪性肝硬化。

另外,快速减肥者胆囊内胆固醇结晶和胆结石、痛风等疾病的发病率也会增加,而且,初期阶段减肥速度越快,体重反弹的概率越大。因此,肥胖者减肥切勿操之过急。

儿童脂肪肝多由肥胖症引起吗

曾有报道,一个 11 个月大的婴儿竟然被查出患有脂肪肝!

原来为了宝宝的成长,孩子的母亲在奶水充足的基础上,又另外给他添加了许多营养品,以至于 11 个月的婴儿体重竟然达到 14.5 kg,已相当于一个三四岁小孩的正常体重,但因为营养过剩却让孩子早早地患上了脂肪肝。

1988—1994 年美国有调查显示,青春期孩子超重占 16%、肥胖占 10%。在肥胖孩子中,10.8% 的男孩和 7.8% 的女孩血清丙氨酸转氨酶(ALT)水平升高,其中 16～18 岁肥胖少年 ALT 异常率高达 14%～16%,约等于全美 2% 的青少年有 ALT 异常和脂肪肝。据最近一份全国流行病调查报告显示,如今城市婴幼儿的肥胖率已经超过了 45%,在这些肥胖婴幼儿中,有 30%～40% 都患有不同程度的脂肪肝。患上脂肪肝后,这些孩子正常的血液供应、氧气供应及自身代谢都会受到影响,造成正常肝细胞被挤压变形,以及肝细胞大量充血水肿、炎症浸润、肝细胞坏死,日久还会逐渐发展成为肝硬化。

儿童脂肪性肝病见于许多营养性或先天性/代谢性肝病,如高酪氨酸血症、尿素循环酶先天性缺陷、β 脂蛋白缺乏症、半乳糖血症、肝糖原贮积病、果糖耐受不良、线粒体脂肪酸氧化遗传性缺陷,以及 Wilson 病、囊性纤维化等均可导致儿童肝细胞脂肪变,但是肥胖及其相关综合征为儿童脂肪肝的主要病因。

儿童非酒精性脂肪肝通常累及青少年,但亦可早至 5～10 岁发病。男女比率相等。家族中常有冠心病、糖尿病、肥胖症以及高脂血症史。多数患儿并无肝病相关症状,常因血清 ALT 升高或偶然因发现肝脏肿大而就医。慢性肝病的特异性体征少见。

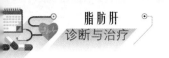

脂肪肝与代谢综合征的关系如何

　　肥胖不仅容易引起脂肪肝,而且容易全身代谢紊乱。肥胖患者容易发生 2 型糖尿病、高血压、血脂紊乱,易患动脉粥样硬化相关的心肌梗死、脑中风,甚至容易发生恶性肿瘤。目前,将这几种疾病的组合称为代谢综合征。研究认为,非酒精性脂肪肝与代谢综合征共同的发病基础为胰岛素抵抗。具备以下三项或三项以上条件可以诊断为代谢综合征。

　　1. 腹型肥胖:腰围男性≥90 cm,女性≥85 cm。

　　2. 高血糖:空腹血糖≥6.1 mmol/L 或糖负荷后 2 小时血糖≥7.8 mmol/L 和(或)已确诊为糖尿病并治疗者。

　　3. 高血压:血压≥130/85 mmHg 和(或)已确认为高血压并治疗者。

　　4. 空腹甘油三酯≥1.7 mmol/L。

　　5. 空腹高密度脂蛋白胆固醇<1.04 mmol/L。

　　研究表明,代谢综合征的患者中几乎都存在脂肪肝,同时也发现,脂肪肝的患者同样与以上代谢综合征中每一种疾病密切相关。脂肪肝的患者平均 7 年后发生糖尿病的风险是没有脂肪肝患者的 2～3 倍。发生肾脏损伤、出现蛋白尿的风险增加,将来发生心血管事件和死亡的风险也明显增高。因此,目前将非酒精性脂肪肝作为代谢综合征的肝脏表现,我们应该像重视代谢综合征一样重视脂肪肝、防治脂肪肝。

脂肪肝与 2 型糖尿病的关系如何

脂肪肝不仅与 2 型糖尿病密切相伴,而且还可以预测将来糖尿病的发生。新近发现的糖尿病患者中,很大一部分人在发生糖尿病之前已经存在脂肪肝 5~6 年,有的甚至长达十余年。国际上已经有长期追踪的研究发现,存在脂肪肝的人在未来发生糖尿病的风险是没有脂肪肝患者的 2~3 倍,说明脂肪肝的患者是 2 型糖尿病的高危人群。对于已经诊断为脂肪肝的患者应该警惕糖尿病。建议这些患者进一步检查评估是否存在糖尿病或糖尿病前期体征。一旦发现糖代谢异常,大部分患者还处于糖尿病的相对早期阶段,这个阶段的治疗相对比较容易,部分甚至可以逆转,是糖尿病进程中最佳治疗时期。如果通过检查,脂肪肝患者还没有发生任何糖代谢异常,更应积极治疗脂肪肝,因为降低肝脏内脂肪含量可以改善肝脏胰岛素抵抗,减少糖尿病发病风险。预防糖尿病,首先要预防和有效地治疗脂肪肝。

脂肪肝和糖尿病共存状态十分普遍,两者共存不仅糖代谢和脂代谢紊乱加重,而且也加重了对肝脏本身的损害。在已经确诊的 2 型糖尿病人群中脂肪肝的患病率高达 60%~80%。国内外研究表明 2 型糖尿病合并非酒精性脂肪肝时,胰岛素抵抗、糖尿病、脂代谢异常、肝酶水平、炎症因子均较单纯糖尿病患者更加恶化,糖尿病更加难以控制,心血管相关疾病死亡率也随之增加。合并 2 型糖尿病的非酒精性脂肪肝患者发生脂肪性肝炎的比

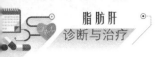

例增加,加速、加重了这些患者肝脏向纤维化进展,也增加肝细胞肝癌的发生风险,使脂肪性肝炎患者的肝脏相关病死率上升 10 倍。因此,脂肪肝与糖尿病是一对共患疾病,互为因果并形成恶性循环。

为什么脂肪肝不是胖子的"专利"

尽管目前肥胖是脂肪肝最常见的原因,脂肪肝的发生与肥胖及其程度密切相关,但并非所有脂肪肝均由肥胖引起,消瘦者照样也可发生脂肪肝。营养不良、左旋卡尼汀缺乏、磷中毒、药物性肝损伤、甲状腺功能亢进或减退,重度贫血和慢性心肺功能不全等都是消瘦者引起脂肪肝的常见原因。所以消瘦者发生脂肪肝更应该引起警惕,最好到医院做全面检查,以查出潜在的疾病,及早治疗。

因长期厌食,节食、偏食、素食、吸收不良以及胃肠旁路手术等原因,造成低蛋白血症,缺乏胆碱、氨基酸,在热量不足的状态下,常常需要动用组织中脂肪,血液游离脂肪酸入肝合成脂肪。但由于蛋白缺乏,又不能在肝脏内正常转化成脂蛋白运输出肝脏,所以就发生了脂肪肝。

素食者不容易发生脂肪肝吗

随着经济的发展和生活水平的不断提高,人们对粮食的消费量呈下降趋势,而动物性食物成倍增长,导致人体热量摄入发生改变,即来自碳水化合物的热量下降,来自脂肪的热量上升。大量流行病学调查发现,经常吃荤食者脂肪肝显著高于素食者,长期素食者很少发生肥胖、糖尿病和脂肪肝等疾病。因此,当前必须调整居民的膳食结构,坚持以植物性食物为主,动物性食物为辅,热量来源以粮食为主的传统方案,切莫学习西方社会的"高热量、高脂肪、高蛋白质、低纤维"的膳食结构。

提倡素食为主,也应注意营养均衡,尤其要保证人体必需的蛋白质。如果蛋白质摄入过少或者氨基酸摄入不平衡(缺乏动物蛋白时常见),也会导致肝脏载脂蛋白合成不足,脂肪不能运出肝脏,反而诱发脂肪肝的形成。我们提倡以素食为主,多摄入大豆等优质植物蛋白质以及鱼、虾等优质动物蛋白质。

用药不当也会引起脂肪肝吗

人类对药物的耐受性个体差异较大,部分患者在药物治疗过程中可产生各种毒副作用。由于肝脏是体内药物代谢的器官,肝损害就是药物较常见且可产生严重后果的毒副作用之一。药物性肝损害约占成人肝炎的 10%,在 50 岁以上肝炎患者中药物引起的甚至高达 40%。今后,随着新药的不断研发问世,药物性肝损害的发病率将会更高。

药物性肝损害的发病原因一般不外乎直接中毒和变态(过敏)反应两大类。一般药物性肝损害在用药后 2 周内发病的占 50%～

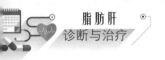

70%,8 周内发病的可达 80%～90%,在 3 个月以上发病的很少。

肝细胞脂肪变性是药物性肝损害的常见类型,非酒精性脂肪性肝炎中约 5% 是由药物所致。显微镜下可见,药物性脂肪肝除了大泡性或小泡性肝细胞脂肪变性外,还有肝细胞坏死、炎症浸润及胆汁瘀积。

有几十种药物可能与脂肪肝相关,比如肾上腺糖皮质激素(长期大量使用)、四环素、雌激素类、他莫昔芬(三苯氧胺),胺碘酮、甲氨蝶呤、硝苯地平、丙戊酸钠等。临床上比较常见且比较确定的就是他莫昔芬,是一种雌激素受体拮抗剂,常用于雌激素受体阳性的乳腺癌患者。有许多乳腺癌患者术后发现脂肪肝、氨基转移酶异常,除了术后营养过剩、缺乏运动等原因外,他莫昔芬的服用就是一个重要的原因。

另外,不少脂肪肝患者长期服用降血脂药物,但脂肪肝仍不愈甚至加重。这是因为降脂药往往是通过加强肝细胞对脂肪的代谢来达到降血脂的目的。因此对于正常的肝脏,降脂药的作用是明显的。但对于肝细胞已受损害的脂肪肝患者来讲,降脂药的功效常常是减弱的,有时对肝脏还有不利影响。值得一提的是,弹性酶、氯贝丁酯(安妥明)等降脂药有时非但不能治疗脂肪肝,反而可诱发和加剧肝内脂肪沉积。

病毒性肝炎与脂肪肝有关吗

目前已明确的病毒性肝炎至少包括甲、乙、丙、丁、戊 5 种。

有时病毒性肝炎患者可合并发生脂肪性肝炎。主要原因是在病毒性肝炎恢复期或慢性病毒性肝炎患者进食热量过多,而又过分注意休息、缺乏活动,导致热量摄入超过消耗,造成了肥胖和脂肪肝。

病毒性肝炎患者肝脏利用脂肪的能力低下,在体内脂肪轻度增加时即可导致肝细胞脂肪变性。在此基础上,肝炎治疗时长期静脉注射葡萄糖,采用高热量、高糖饮食,过分限制体力活动,使短期内体重增加并发生脂肪肝,称之为肝炎后脂肪肝。

另外,病毒性肝炎本身,特别是丙型和丁型肝炎病毒感染可通过影响血液和肝脏脂质代谢,直接导致高脂血症和脂肪肝,这就称为肝炎性脂肪肝。63%～70%的慢性丙型肝炎患者病理上表现为肝细胞显著的脂肪变性和炎症。

外科手术和全胃肠外营养也可引起脂肪肝吗

小肠旁路手术、胃成形术治疗肥胖症、胆胰改道术以及广泛小肠切除等外科手术也可引起脂肪性肝炎,肝脂肪堆积常发生于手术后 6 个月内,以后肝内脂肪堆积渐减,直至改道手术的 2～3 年后,但肝细胞气球样变和炎症、坏死及纤维化可日渐加重。脂肪性肝炎形成的原因主要是脂肪组织中脂肪酸被动用之故,这类患者血内必需氨基酸降低,它与蛋白质、热量不足的营养不良所见相似,细菌毒素和石胆酸可能也起不良作用,此或许可解释手术后所伴随的肝坏死与纤维化。重新吻合肠道,

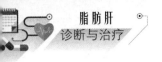

恢复改道前情况,并补充必需氨基酸,可使肝内炎症坏死逐渐减退。

全胃肠道外营养,即完全从中心静脉导管供应患者所需的全部营养素,使患者在不进食的状态下仍可维持良好的营养状况。多用于高位肠瘘、食管瘘、肿瘤手术前后等患者。全胃肠外营养持续6个月以上可引起胆汁瘀积、胆囊炎、胆泥瘀积、脂肪肝和脂肪性肝炎。全胃肠外营养的肝胆并发症发生机制主要为热量过剩、碳水化合物过量、碳水化合物(糖类)/氮比例平衡失调,导致肝脂肪酸的合成远远超过其甘油三酯分泌的能力,导致肝内脂肪堆积。此外,全胃肠外营养相关的机体必需脂肪酸、胆碱、卡尼汀、谷氨酰胺等缺乏,可能与其肝内炎症坏死的发生有关。

诊断脂肪肝需要做的一些检查

如何早期发现脂肪肝

脂肪肝是一种常见肝病，如能及时诊治可使其逆转，反之，部分患者可发展为脂肪性肝炎，甚至肝硬化。因此，早期发现，及时治疗对阻止脂肪肝进展和改善其预后十分重要。

由于脂肪肝缺乏特异的临床表现即实验室指标，而肝穿刺活检有一定的创伤性，不被大多数患者接受，目前主要采用 B 超和 CT 等影像学检查诊断脂肪肝。通过影像学检查可以初步明确有无脂肪肝及其程度轻重，并可以判断是弥漫性脂肪肝还是局灶性脂肪肝。此外，影像学检查尚可提示有无肝硬化和肝内肿瘤。鉴于 B 超具有经济、迅速、无创伤等特点，因此，定期给脂肪肝高危人群做肝脏 B 超是早期发现脂肪肝的最佳方法。

脂肪肝的高危人群是指存在脂肪肝发病的危险因素，比普通人群更易发生脂肪肝的群体。脂肪肝的高危人群包括：肥胖症，尤其是内脏型肥胖；糖尿病，尤其是 2 型糖尿病；长期中等量饮酒（每日饮乙醇量＞40 g，女性＞20 g，或啤酒 1 300 ml，持续 5 年以上）；高脂血症，尤其是高甘油三酯血症；长期服用对肝脏有损害作用的药物者；多坐少动的中老年人及机关白领等。

总之，有脂肪肝发病危险因素者要有自我保健意识，最好每

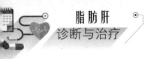

半年到 1 年做 1 次肝脏 B 超检查,这样可及早发现脂肪肝。

如何计算体重指数

体重指数(body mass index, BMI)是通过计算人体身高与体重之间的比值来判断是否发生肥胖的一种方法。测量人体体重指数的方法有许多种,但经多方使用比较后发现,使用不同测量方法所得到的结果大同小异。目前临床上使用比较多的体重指数测量法是 Quetelet 指数法。

BMI 适用于 18 岁以上体格发育基本稳定的成年人。计算公式如下:体重指数(BMI)=患者体重(kg)÷身高^2(m^2)。当体重指数<18.5 kg/m^2 时为过瘦;体重指数 18.5~20 kg/m^2 为稍瘦;20~25 kg/m^2 为正常;当体重指数数值≥25 kg/m^2 为肥胖。1997 年在日内瓦召开的世界卫生组织专家会议上通过的体重过重和肥胖国际标准是:BMI≥25 kg/m^2 属体重超重;BMI 25~29.9 kg/m^2 为临界型肥胖;体重指数≥30 kg/m^2 为肥胖。肥胖又分为 3 级:BMI 在 30~34.9 kg/m^2 之间称为轻度肥胖;BMI 35~39.9 kg/m^2 称为中度肥胖;BMI≥40 kg/m^2 为重度肥胖。

制定肥胖的标准是为了更好地判断肥胖对人体健康的影响。以上为西方白种人制定的标准,并不适合体型相对较小的亚洲黄种人。中国成人体重超重和肥胖标准如下:BMI≥24 kg/m^2 为体重超重;BMI≥28 kg/m^2 为肥胖。

例如:某男性,体重为 85 kg,身高 1.70 m。体重指数的计算方法是：$85 \div (1.7 \times 1.7) \approx 29.4 \ \text{kg/m}^2$。按西方标准为体重超重，按中国标准为肥胖。

为何要注意腰围

体重指数可以判断一个人的肥胖程度，但肥胖者的病情与肥胖程度并不呈正相关。脂肪堆积在腹部的中心性（内脏型）肥胖与脂肪堆积在臀部大腿的周围性肥胖比较，更易诱发其他疾病，尤其是糖尿病、脂肪肝、高脂血症等代谢性疾病。

腰围是判断中心性肥胖的重要指标。美国 2002 年的标准：男性腰围＞102 cm，女性腰围＞88 cm 即为中心性肥胖。亚洲 2000 年中心性肥胖标准：男性腰围＞90 cm，女性腰围＞80 cm。

腰围/臀围比值也可反映脂肪堆积的部位。腰/臀比值高的为中心性肥胖，低的为周围性肥胖，其分界值随着性别、人种、年龄的不同而不同。欧美国家腰/臀比 0.7 为正常，达到 0.85 以上时糖尿病、高脂血症等疾病的发生率增高。据日本报道，女性腰/臀比 0.8 以上，男性 1.0 以上糖尿病的发生率有所增高。1999 年，世界卫生组织定义：男性腰/臀比＞0.90，女性腰/臀比＞0.85 即为中心性肥胖。

如何正确测量腰围

由专业医师让受试者直立两脚分开 30～40 cm，用一根没有

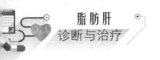

弹性、最小刻度为 1 mm 的软尺放在右侧腋中线胯骨上缘与第十二肋骨下缘连线的中点沿水平方向围绕腹部一周紧贴而不压迫皮肤,在正常呼气末测量腰围的长度,读数准确至 1 mm。

B 超、CT、MRI 诊断脂肪肝哪个更好

B超检查脂肪肝具有经济、迅速、准确、无创、重复性强、便于随访等优点,因此目前仍是临床诊断脂肪肝的首选方法。B超可检出肝脂肪含量达 30% 以上的脂肪肝,肝脂肪含量达 50% 以上的脂肪肝,超声诊断敏感性可达 90%。但应注意,肝脂肪变性在 5%~30% 时,B超不易诊断,且因 B超的诊断结论与 B超医师个人的经验有较大关系。体形肥胖者其腹壁肥厚,也可使 B超的声像图衰减,导致一些并无肝内脂肪沉积的患者误诊为脂肪肝。另外,B超对肝内脂肪堆积程度仅能做出粗略的判断。

CT 是一种新型的无损伤的诊断方法。CT 检查可以清晰地显示肝、胆、胰的形态和结构,对诊断肝脏疾病有很大的帮助,CT 检查可以用来确定脂肪肝的有无及其程度。CT 检查不受腹部脂肪和结肠等含气脏器的干扰,因此对脂肪肝的诊断及其程度的判断优于 B超检查,且有助于鉴别局灶性脂肪肝和肝癌。由于价格昂贵,且有一定放射性,CT 检查并不作为诊断脂肪肝的常用方法。

常规的磁共振检查对脂肪肝的诊断价值并不优于 B超和

CT,而且检查用度昂贵,因此,对于大多数脂肪肝患者不必选择磁共振检查。但对于 CT 上难以与肝脏肿瘤区别的局灶性脂肪肝和弥漫性脂肪肝伴正常肝岛的患者,磁共振具有重要的诊断价值。但一些新的磁共振技术如磁共振质子波谱(1H-MRS)能非常精确测定肝内脂肪含量。

脂肪肝患者需要做肝纤维化检测吗

随着疾病的进展,有 15%～25% 的脂肪肝可以进展为肝纤维化或肝硬化,仍有必要行肝纤维化检查。尤其是年龄＞50 岁,伴有糖尿病、代谢综合征或病毒性肝炎的患者,都是进展性肝纤维化或肝硬化的高危人群。

诊断肝纤维化的方法有哪些

目前,诊断肝纤维化的方法相对较少,已经应用临床的主要有:血清学检查肝纤维化指标(如 HA、LN、PCⅢ、C、Ⅳ等),影像学检查(肝脏瞬时弹性成像或 MRI),肝活检病理学检查(是诊断肝纤维化的金标准,是明确诊断、衡量炎症活动度、纤维化程度以及判定药物疗效的重要依据)。

抽血化验检查主要查血清透明质酸、Ⅳ型胶原、Ⅲ型前胶原蛋白、层粘连蛋白与肝脏瞬时弹性成像检测肝脏硬度值,均不需

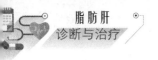

要空腹;肝脏活检准备,详见相关章节。

瞬时弹性超声如何诊断脂肪肝

瞬时弹性超声通过对肝实质进行无创弹性测量来评估其硬度,从而间接反映肝纤维化及肝硬化程度,已被广泛用于慢性肝病的无创诊断。近来,该仪器又增加了新的参数,可定量检测肝脏脂肪变程度。在理论上,瞬时弹性超声测量的肝脏体积是肝穿刺活检组织的 100 倍,可以无创、定量地评价肝脂肪变和肝纤维化的程度,对操作者依赖性小,无辐射性,适合人群测定及随访,具有良好的应用前景。但是到目前为止,瞬时弹性超声诊断脂肪肝的临床应用仍然处于试验阶段,其诊断价值需要更多的临床验证。

脂肪肝需要做哪些血液学检验

目前还不能依靠血液学检验来诊断脂肪肝,但对于影像学确诊的脂肪肝,抽血化验能提供脂肪肝的可能病因、伴随疾病状态以及脂肪肝的病情轻重,并可根据肝功能损害和血清纤维化标志物判断脂肪肝的程度。血液学检验的项目包括以下几项。

1. 肝功能检查
肝脏的生理功能极为复杂,因此肝功能检查种类繁多,其中以肝脏酶学检查最为常用。

（1）氨基转移酶：研究显示，酒精性肝病和非酒精性脂肪肝为健康体检者血清氨基转移酶（简称转氨酶）持续异常的主要原因。脂肪肝患者血清丙氨酸转氨酶（ALT）和天冬氨酸转氨酶（AST）持续升高半年以上，多为正常值上限的 2～3 倍，常无慢性肝炎的氨基转移酶短期内明显波动的现象。酒精性脂肪肝 AST/ALT 多数大于 2，而非酒精性脂肪肝 AST/ALT 一般小于1。需要指出的是，氨基转移酶不能定量反映肝脏功能，只是对肝细胞完整性的估计。

（2）γ谷氨酰转肽酶（γGT）和碱性磷酸酶（ALP，AKP，AP）：两者又称胆系酶谱。酒精性肝病患者 γGT 升高较常见，可达正常值上限的 3～4 倍以上，ALP 升高者不到 25%，多为正常值上限的 1.5 倍。非酒精性脂肪肝 γGT 的升高也不少见。

大多数脂肪肝患者的人血白蛋白、胆红素和凝血酶原时间一般无明显变化。

2. 血脂检查

人体血液内所含的脂类统称为"血脂"。临床上，血液总胆固醇、甘油三酯、低密度脂蛋白胆固醇、载脂蛋白 B 等任何一项增高，都视为高脂血症（更科学地应称作血脂异常）。如果高密度脂蛋白胆固醇、载脂蛋白 A1 中任何一项下降，也视为血脂异常。

脂肪肝患者常有血脂异常，表现为高甘油三酯血症、高胆固醇血症以及载脂蛋白 B 和游离脂肪酸浓度增加。近一半的高脂血症患者可出现肝脏脂肪浸润，尤其以高甘油三酯血症者发生

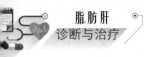
率最高。

3. 血糖检查

脂肪肝与胰岛素抵抗、糖耐量异常及 2 型糖尿病关系密切。脂肪肝患者应常规检查空腹及餐后 2 小时血糖、胰岛素、C 肽和糖化血红蛋白。

4. 血清纤维化标志物的测定

判断脂肪肝是否并发肝纤维化，最可靠的诊断方法是经皮肝穿刺活检组织学检查。但肝活检有一定的危险性，不易为患者所接受，难以重复比较，而且存在样本误差，所以虽然是诊断的金标准，但在实际应用中有相当大的局限性。

血清纤维化标志物，包括血清Ⅲ型前胶原、Ⅳ型胶原、黏蛋白和透明质酸，在某种程度上可以反映肝纤维化的程度。这些指标在单纯性脂肪肝时多在正常范围，如肝炎、肝纤维化进展，这些指标逐渐升高，肝硬化时则显著升高。但是肝纤维化血清学指标的敏感性和特异性有局限性，在慢性肝病和肝硬化时会出现较大重叠。仅凭这些标志物诊断肝纤维化并不可靠，还需结合临床和其他检查综合判断。

定期健康体检是发现脂肪肝的好方法吗

大部分脂肪肝患者平时并没有很明显的不适感，往往都是在健康体检或是因其他原因做肝脏影像学检查才发现脂肪肝的存在。当患者有明显的肝区不适、恶心、乏力、纳差等，往往肝脏脂肪沉积已较严重或出现了脂肪性肝炎,治疗就有了一定的难度。也有一部分患者因升学、就业、出国等原因体检,才发现存在脂肪肝并且氨基转移酶升高,此时再治疗往往措手不及。

因此,要及早发现脂肪肝并予以及时的治疗,就要坚持定期健康体检。一般最普通的体检项目也会包括 B 超、血脂、血糖、ALT 等,这些项目足以发现脂肪肝及其相关的糖尿病、高脂血症的存在。建议每年进行 1 次健康体检,最长不要超过 2 年。

对于有肥胖、糖尿病、高脂血症和脂肪肝家族史以及长期饮酒的个体,更应加强自我保健意识,定期查体,以尽早发现肥胖、糖尿病和饮酒相关疾病,从而及时采取措施阻止病情发展。

什么时候要做肝穿刺活检

活检组织学检查可以明确脂肪肝的程度、病理类型,是否合并脂肪性肝炎和肝纤维化。但由于该检查是一种创伤性诊断措施,患者难以接受,普及相对比较困难。而且,B 超和 CT 等非创伤性检查已基本能够做出脂肪肝的诊断,故目前肝穿刺主要用于下列疾病的鉴别。

(1) 局灶性脂肪肝,主要依据病理学检查结果与肿瘤鉴别。

(2) 排除其他病因引起脂肪肝者,如血色病、糖原贮积症等。

(3) 无症状的脂肪性肝炎或肝纤维化的高危人群,如年龄>50 岁,伴有代谢综合征等。

(4) 戒酒后酒精性肝病或酒精性肝病有不能解释的临床或

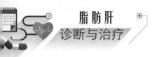

生化指标异常表现者。

（5）肥胖者减少原有体重的10％后,肝酶学指标仍持续异常者,需肝穿刺活检寻找其他原因。

（6）肝酶学指标异常,合并有肝炎病毒学指标阳性者,不能明确疾病性质。

（7）客观评价脂肪肝的治疗效果。

肝穿刺安全吗

肝穿刺用于临床已有超过100年的历史,虽然是一种创伤性检查,但随着穿刺器械和操作方法的不断改进,并只要掌握好适应征及患者配合良好,仍不失为一种安全的检查。临床显示,肝穿刺后严重的并发症为出血,但发生率约为1/10万,其他少见的并发症包括:胆汁性腹膜炎、胆汁性胸膜炎、气胸、血胸,皮下气肿、胆道出血、膈下脓肿、败血症等。

尿酸高仅仅提示痛风吗

越来越多的伴有肥胖、高脂血症的脂肪肝患者会发现自己血尿酸也升高了,这是不是意味着要得痛风了呢?

尿酸是嘌呤代谢的最终产物。近年来,高尿酸血症的患病率迅速上升,且随年龄增加而升高。1998年上海2 037人研究显示,男性患病率为 14.2％,女性为 7.1％,整体为 10.1％。总体说来,目前高尿酸血症是一种常见病,其发生有年轻化趋势,沿海经济发达地区发病率高于内地经济不发达地区,城市高于农村。

过去一直认为高尿酸血症对人体的影响主要是尿酸盐沉积在关节引起的痛风性关节炎、沉积在肾脏引起的痛风性肾病和肾结石。近期许多研究显示,高尿酸血症与代谢综合征的组成疾病,如肥胖、高血压、糖尿病、冠心病、胰岛素抵抗等密切相关。目前学术界认为,代谢综合征不仅仅存在糖脂代谢紊乱,还有嘌呤代谢紊乱,其结果就是高尿酸血症。

因此,血尿酸高,一方面提示了可能发生痛风性关节炎和肾病,另一方面也预示了糖尿病、高血压、冠心病等疾病的存在或即将发生。

血糖多高就要引起重视了

约有 20％的脂肪肝患者有糖尿病,还有更多的脂肪肝患者处于糖尿病前期。所谓糖尿病前期,就是空腹血糖和糖耐量受损。

先让我们来看一下糖尿病的诊断标准:①具有典型症状,空腹血糖≥7.0 mmol/L 或餐后血糖≥11.1 mmol/L;②没有典型症状,仅空腹血糖≥7.0 mmol/L 或餐后血糖 11.1 mmol/L,应再重复 1 次,仍达以上值者,可以确诊为糖尿病;③没有典型症状,仅空腹血糖≥7.0 mmol/L 或餐后血糖≥11.1 mmol/L,糖耐量

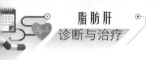

实验 2 小时血糖 11.1 mmol/L 者可以确诊为糖尿病。

空腹血糖受损是指空腹血糖高于正常且又低于糖尿病诊断标准(5.6～7.0 mmol/L)。糖耐量受损是指餐后 2 小时血糖高于正常又低于糖尿病诊断标准(7.8～11.1 mmol/L)。

空腹血糖受损和糖耐量受损两者均为糖耐量异常,也被认为是"准糖尿病"。它有 3 种转归可能性:①维持在这个阶段不变;②如未经科学的饮食加运动的有效干预,大部分人将转为 2 型糖尿病;③如经科学的饮食加运动有效干预,一部分人可以恢复正常而不转为糖尿病。美国的多项研究表明大多数糖耐量异常的患者如果不给予医学干预,在 10 年之内会发展成 2 型糖尿病。

因此,当发现空腹血糖≥5.6 mmol/L 或餐后 2 小时血糖≥7.8 mmol/L,就不能再过饮食无度、多坐少动的"舒适"生活了。及时有效的饮食、运动治疗,改变不良的生活方式可以延缓或阻止糖尿病的发生。

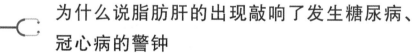

为什么说脂肪肝的出现敲响了发生糖尿病、冠心病的警钟

前面已经讲到,脂肪肝不仅仅是一个肝脏疾病,而且是代谢综合征在肝脏的表现。代谢综合征,曾被称为"X 综合征""死亡四重奏""胰岛素抵抗综合征""肥胖综合征"等。它以中心性肥胖为基础疾病,以糖脂代谢紊乱为主要生化改变,包括一系列疾病,如 2 型糖尿病、血脂代谢紊乱、高血压、动脉粥样硬化、冠心

病、脂肪肝、高尿酸血症等。

　　临床上，代谢综合征各种组成疾病之间并非独立存在，而是彼此相关的。常常是几种疾病共同存在。所以，当 B 超提示脂肪肝时，应该常规做以下检查：血压、空腹血糖、糖耐量试验、血脂、血尿酸、颈动脉彩超、心电图等。其目的就是了解有无糖尿病、冠心病等并存疾病。

　　如果上述检查结果正常，也不可以掉以轻心。因为现代医学认为，脂肪肝不仅与 2 型糖尿病密切相伴，而且还可以预测糖尿病的发生。新近发现的糖尿病患者中，很大一部分患者在发生糖尿病之前已经存在脂肪肝 5～6 年，有的甚至长达十余年。国际上已经有长期追踪的研究发现，存在脂肪肝的人在未来发生糖尿病的风险是没有脂肪肝患者的 2～3 倍，也就是说脂肪肝的患者是 2 型糖尿病的高危人群。另外，脂肪肝还是发生冠心病的重要危险因素，研究发现脂肪肝患者动脉粥样硬化发生的风险较没有脂肪肝患者高 30％～35％，而在动脉硬化患者中 55.7％ 有脂肪肝，且脂肪肝发生往往要早于动脉硬化和冠心病。因此，脂肪肝的出现，就敲响了发生糖尿病、冠心病的警钟。积极治疗脂肪肝，可以改善肝脏胰岛素抵抗，减少糖尿病和动脉粥样硬化的发病风险。

脂肪肝患者要注意胆石症吗

国内外不少研究提示，脂肪肝和肝硬化患者极易并发胆石症。

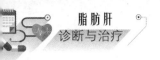

　　胆石症按部位分为胆囊结石、胆总管结石以及肝内胆管结石;按成分分为胆固醇结石、胆色素结石以及混合性结石;而按病因则有感染性结石、代谢性结石、潴留性结石、混合性结石之分。80%的胆石症患者为沉默性结石,可终身无疾病发作。但有过胆绞痛发作者,2年内75%的病例会再发,每年严重并发症(胆囊炎、胆管炎、胆源性胰腺炎、胆石性肠梗阻、胆囊胆总管瘘、胆囊癌)发病率为1%~2%。

　　与非酒精性脂肪肝相似,胆固醇结石的成因亦主要与高脂肪、高热量膳食以及肥胖、糖尿病、高脂血症有关。脂肪肝或肝病可能为胆石症形成的危险因素,表现为非酒精性脂肪肝与胆固醇性结石有关,脂肪性肝硬化则与黑色素结石的高发有关。非酒精性脂肪肝不仅与胆囊胆固醇性结石拥有许多共同的危险因素,而且治疗脂肪肝的某些措施,如极低热量饮食、低饱和脂肪酸伴高不饱和脂肪酸膳食、贝特类降血脂药物以及减肥手术等导致的体重快速下降,均可促进胆固醇结石的形成。

　　因此,脂肪肝患者除需致力于减少肝硬化和动脉粥样硬化性心脑血管事件外,还需重视胆固醇性结石的预防、避免症状性胆石症的发作。现有研究表明,多烯磷脂酰胆碱(易善复)与利胆剂合用,可减少脂肪肝合并胆囊炎患者胆汁的组成,减少成石倾向。对于重度肥胖患者,熊去氧胆酸能够预防极低热量饮食或减肥手术后胆石症的发生。在应用贝特类药物降低血脂过程中,一旦出现胆囊胆固醇结晶应及时停药并加用利胆剂。

肝区胀痛与脂肪肝严重程度相关吗

脂肪肝患者往往没有什么特殊的不适,如果有,那最为常见的就是肝区(右上腹肋下)胀痛不适感。许多患者就是因为肝区胀痛而来医院就诊,治疗一段时间后,肝区胀痛明显缓解,就认为脂肪肝好转了而停止治疗。

那肝区胀痛的程度是否代表了脂肪肝的严重程度呢?首先我们来了解一下脂肪肝为什么会出现肝区胀痛。肝脏的痛觉神经分布在肝包膜上,当肝脏内脂肪沉积日益增多,导致肝脏肿大时,包在肝脏表面的肝包膜就会受到压力牵拉,从而出现肝区胀痛。因此,肝区胀痛的出现代表了肝脏脂肪变性程度较重,肝大较明显。

但是,我们知道,判断脂肪肝的严重程度并不仅仅看肝脏脂肪变性的程度。有时候,脂肪性肝炎的脂肪变性程度甚至小于30%,常规 B 超都不能发现,一般也不会有肝区胀痛。但是脂肪性肝炎对患者健康的危害远远大于单纯性的脂肪肝。因此,我们不能只用肝区胀痛的程度来判断脂肪肝的轻重,更不能因为肝区胀痛的好转而停止治疗。

另外,还要注意,除了肝脏病变外,胆道系统(包括胆囊)、结肠肝区、右胸下部,以及部分胃十二指肠的病变也会引起右上腹胀痛不适,因此需要进行全面检查。

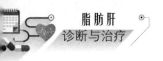
血清氨基转移酶水平与脂肪肝严重程度相关吗

许多脂肪肝患者往往是因为血清氨基转移酶升高才来就诊,那么,血清氨基转移酶水平与脂肪肝的严重程度相关吗?

血清氨基转移酶包括 ALT 和 AST,迄今仍被认为是反映肝细胞损害的金标准。大量研究显示,非酒精性脂肪性肝炎可能为健康体检儿童和成人血清氨基转移酶异常的首要原因。

与其他原因比较,非酒精性脂肪肝氨基转移酶升高有以下特点。

(1) 通常为轻度升高,多在正常值上限的 2～3 倍以内,甚至仅为正常值范围偏高。

(2) 持续时间较长,短期内一般无明显波动。

(3) 通常无临床症状,很少有肝炎相关表现。

(4) 以 ALT 为主,这与酒精性肝病以 AST 为主不同。

(5) 通常合并 γ 谷氨酰氨基转移酶(γGT)轻至中度增高。

血清氨基转移酶升高提示肝细胞破坏,如果大于正常上限1.5～2 倍以上,通常可以认为存在脂肪性肝炎,提示疾病较为严重。

但是,血清氨基转移酶并不总能准确反映非酒精性脂肪性肝病患者是否为脂肪性肝炎,因为部分单纯性脂肪肝患者血清ALT 也可能增高,而重度非酒精性脂肪性肝炎,甚至伴有明显的肝纤维化时,氨基转移酶也可处于正常值范围。

脂肪肝氨基转移酶升高有传染性吗

很多人发现脂肪肝伴有氨基转移酶升高时,都担心这种病有没有传染性。一些单位在发现员工因脂肪肝发生氨基转移酶升高时,也往往让其回家休息,以为这种病有传染性。

首先我们要搞清楚一个问题,什么样的疾病有传染性? 当然是有病原体引起的疾病才会传染,包括细菌、病毒等。氨基转移酶只是肝细胞受损的一个标志,其本身是不会传染的。

如果引起氨基转移酶升高的是病毒性肝炎,那就有传染性。如果脂肪肝引起的氨基转移酶升高,并不存在肝炎病毒等病原体,怎么可能会有传染性呢?

事实上,引起氨基转移酶升高的还有药物性肝炎、自身免疫性肝炎等多种疾病,这些肝病与脂肪肝一样,其发病与病原体无关,当然也就没有传染性。

脂肪肝患者氨基转移酶升高需要静养吗

长期以来,无论是医师还是亲朋好友,往往劝告肝病患者少活动多休息,结果患者体重和腰围有增无减,血清和氨基转移酶异常和脂肪肝持续存在。

适当的休息是必要的,但不要误解为绝对静养。流行病学

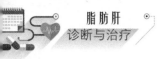
调查表明,肥胖性脂肪肝伴有氨基转移酶升高,与饮食结构不良、多坐少动的生活方式密切相关。在节制饮食的同时,每周坚持150分钟以上中等量的有氧运动是最为有效的治疗措施。因此,脂肪肝伴有氨基转移酶升高的患者不能一味强调卧床休息,而应合理锻炼。可根据自己的喜好选择合适的有氧运动,如大步快走、慢跑、骑自行车,上下楼梯、跳绳、做操等。

对于肝病较严重的患者,还是主张卧床休息。但是即使对慢性乙型肝炎肝功能异常者,也不要一味地加强营养,强调静养,以免加重肝内脂肪沉积。

多大的饮酒量可导致酒精性肝病

饮酒固然会损害肝脏,但也有研究表明,长期少量饮用红葡萄酒对心血管有保护作用。因此很多读者朋友都关心这个问题,多大的饮酒量可以导致酒精性肝病呢?

关于饮酒的安全量,目前尚有争议。英国皇家内科学院建议,有害饮酒量为男性每周超过500 g,女性超过360 g;安全饮酒量男性每周不超过210 g,女性不超过140 g;介于两者之间,为饮酒过度。

亚太地区人种和西方不同,对乙醇(酒精)的耐受性也不同。一般认为,饮酒量男性每天超过40 g,女性每天超过20 g,持续5年以上就可导致酒精性肝病。饮酒量男性每周低于140 g,女性低于70 g,属于安全饮酒量。

上述的饮酒量均指酒精摄入量。换算公式为：

酒精摄入量(g)＝饮酒量(ml)×酒精含量(％)×0.8。例如，某人饮用了100 ml(约为我们常说的2两)50°的白酒，那么，他的饮酒量为：

100(ml)×50％×0.8＝40(g)。啤酒度数不表示酒精含量，而是表示啤酒的生产原料麦芽汁的浓度。一般12°的啤酒，酒精度低于12％，为3.3％～5.0％。

值得一提的是，如果近期内有大量饮酒史，如2周饮酒折合酒精量大于每天80 g，也会导致急性酒精性肝损害。

肥胖患者不明原因的氨基转移酶升高，可以认为是非酒精性脂肪性肝炎吗

正如前面一些段落中所提到的，脂肪肝的诊断有赖于B超、CT等影像学检查。但是在临床上，我们有时还会看到这样一些患者，抽血检查提示氨基转移酶升高，而肝炎病毒检查均阴性、没有饮酒或用药史、B超和CT未提示脂肪肝、其他的肝病病因也一一排除，即所谓"不明原因"氨基转移酶升高者。目前许多国内外肝病界学者认为，如果这些患者存在肥胖、高脂血症、血糖异常等，不需做肝穿刺活组织检查，也可以诊断为非酒精性脂肪性肝炎。

这是因为通常脂肪变性的肝细胞超过肝脏的30％以上，才会有相应的影像学表现，而脂肪性肝炎时，肝细胞脂肪变性的程

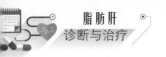

度可以小于 30％,此时常规的影像学检查就难以做出脂肪肝的诊断,因此脂肪性肝炎很容易被漏诊。已有不少流行病学调查研究支持了肥胖者不明原因 ALT 升高就是脂肪性肝炎这一观点。

从另一个角度来说,许多肥胖者不明原因的 ALT 升高,经饮食、运动、减肥治疗后,都能明显改善,也证实了脂肪性肝炎是 ALT 增高的病因。

总体说来,脂肪性肝炎已经成为健康体检儿童和成人血清氨基转移酶异常的首要原因,肥胖人群中氨基转移酶异常尤为多见。

怎样判别脂肪肝的严重程度

绝大部分的脂肪肝都是由 B 超诊断的,当患者拿到“脂肪肝”的诊断后,最关心的可能就是自己的脂肪肝到底有多严重。

脂肪肝是各种原因所导致的肝细胞内脂肪蓄积过多的病理状态。根据肝内脂质含量占肝脏湿重或肝活检组织病理切片做苏木精-伊红染色或脂肪染色显微镜观察,脂肪肝可分为轻度(含脂肪 5％～10％或每单位面积见 1/3～2/3 的肝细胞脂变)、中度(含脂肪 10％～25％或 2/3 以上肝细胞脂变)和重度(含脂肪 25％～50％或以上,或几乎所有肝细胞均发生脂肪变)。

另一方面,根据脂肪肝的病理学演变规律,脂肪肝可分为早、中、晚 3 个时期。早期为单纯性脂肪肝,不伴肝细胞坏死和炎症反应;中期为脂肪性肝炎,肝脏内出现炎症、坏死和纤维化;晚期则为脂肪性肝硬化。

临床上,很多患者的"轻度"或"中度"脂肪肝是由B超检出的,这往往反映的是肝脏脂质蓄积的程度,并不能如实反映脂肪肝病情的轻重。真正能反映病情轻重的是脂肪性肝炎的出现,它提示了脂肪肝已经到了应予以足够重视的阶段,因为持续不愈的脂肪性肝炎往往会导致肝纤维化和肝硬化。

怎样判断是否到了脂肪性肝炎的阶段呢?持续较高或反复波动的氨基转移酶、严重肥胖尤其是腹部肥胖、血糖异常或糖尿病的出现,这些都提示了脂肪性肝炎的存在。

单纯性脂肪肝和脂肪性肝炎如何区别

单纯性脂肪肝的病变发生于肝脏小叶内,1/3以上的肝细胞出现脂滴,但不伴有炎症坏死等其他组织学改变。脂肪肝一般累及整个肝脏呈弥漫性,也可在弥漫性脂肪肝的局部出现一块正常肝脏,称之为"肝岛"。脂肪肝也可为局灶型,但比较少见。根据肝细胞内脂滴的大小可将脂肪肝分为大泡性、小泡性和混合性。

脂肪性肝炎是指继发于大泡性肝细胞脂肪变的肝炎,根据病因可将脂肪性肝炎分为酒精性肝炎和非酒精性脂肪性肝炎两大类。两者的肝组织学改变基本类似,都表现为在肝脏脂肪变性的基础上,出现肝细胞气球样变性及小叶内炎症细胞浸润。部分脂肪性肝炎还可以出现细胞周围纤维化以及中央静脉周围纤维化。

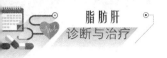
在酗酒者中,脂肪肝是很常见的,而酒精性肝炎只在部分严重的嗜酒者中发生。欧美人酒精性脂肪肝和酒精性肝炎的发病率远高于东方人。酗酒者肝纤维化时肝细胞脂肪变性可以不明显。非酒精性脂肪性肝炎的组织学改变类似于酒精性肝炎,但其中更易见到重度肝细胞脂肪变性。单纯性非酒精性脂肪肝一般要在脂肪性肝炎的基础上才能发生肝纤维化和肝硬化。

脂肪肝会发展成肝硬化吗

尽管慢性病毒性肝炎是我国肝硬化的最常见原因,但近来酒精性肝病和非酒精性脂肪性肝炎引起的肝硬化有增多的趋势。酒精性肝炎是一种比酒精性脂肪肝更为严重的病变,近一半的酒精性肝炎患者将进展为肝硬化,酒精性肝硬化是欧美国家肝硬化的主要类型。

单纯性非酒精性脂肪肝患者发生肝硬化极为缓慢,仅有0.6%~3%的患者在10~20年后发展成为肝硬化。过去多数脂肪肝患者确诊时年龄较大,由于脂肪肝进展缓慢,患者可能一生未发展成为肝硬化、肝癌,这给人们造成了一种错觉:脂肪肝根本就是种无伤大雅的小病,专家的话过度夸大了其危害,根本不需要重视。然而,随着生活水平的提高、运动过少的工作生活方式的改变,促进了脂肪肝发病的不断年轻化,同时过度肥胖也促进了其病情的加重。因此,对于这部分人群而言,即使脂肪肝进展缓慢,也要引起高度重视。单纯性脂肪肝一旦进展到脂肪性肝炎后,其 10～15 年内肝硬化发生率高达 15％～25％,而其中又有 30％～40％的患者可能最终死于肝病。一个小样本的临床研究发现,27％的脂肪性肝炎患者肝穿刺活检显示为肝纤维化进展或肝硬化,但这部分患者并无明显的临床症状。另一个随访研究发现非酒精性脂肪肝患者肝纤维化进展的速度是慢性丙型肝炎的一半,而对于重度炎症者,其发生肝硬化的速度是慢性丙型肝炎的两倍。

脂肪肝与肝癌相关吗

在西方国家,酒精是引起肝癌的重要因素,慢性嗜酒者中 2％～3％将通过肝硬化发展成肝癌。肥胖和酒精一起甚至可以对肝癌发生起到协同作用。

肝硬化、肝癌本身就是非酒精性脂肪性肝炎的终末阶段,只是其发生肝癌的概率较低。可一旦进展至肝硬化阶段,其发生肝癌的概率将明显升高。对于脂肪肝患者中肝癌的发生率目前还缺乏大规模流行病学调查数据。一个对 42 例非酒精性脂肪性肝炎的 4 年随访研究显示,其中 1 例发生了肝癌。而另一个对 82 例的非酒精性脂肪性肝炎的 10 年随访显示,其中 6 例由肝硬化发展成为肝癌。此外,非酒精性脂肪肝多伴随肥胖,而肥胖是肝癌发生的一个明显危险因素。一份大规模的流行病学调查显示,在体重指数＞40 的肥胖人群中,男性和女性肝癌发生的相对危险度分别比正常体重者高 52％和 62％。同时,糖尿病也是非

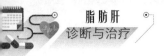

酒精性脂肪肝患者肝癌发生的一项危险因素,而脂肪肝患者发生糖尿病的比例会明显提高,因此也会增加肝癌的发生。

脂肪肝会使人减寿吗

单纯性非酒精性脂肪肝患者通常预后良好,发展成为终末期肝病如肝硬化、肝癌的概率极低,如果不伴随高血压、糖尿病等代谢疾病,其平均寿命可能与正常人相近。然而,也有研究认为其与脂肪性肝炎相比,只是肝病病死率降低,而总体病死率类似。如果疾病进展至脂肪性肝炎阶段,其预期寿命将可能减少。一项对非酒精性脂肪性肝炎患者平均8.5年的随访显示,其病死率高达36%,主要死亡原因为恶性肿瘤、动脉硬化性心血管疾病和肝硬化。另一项对非酒精性脂肪肝(包括各个疾病阶段)的大样本研究显示,随访平均7.6年后,患者累计病死率为12.6%,主要死因与前类似,而一旦发生肝硬化和糖尿病则被认为病死率升高。

脂肪肝的治疗

脂肪肝需要治疗吗 ⊃—

很多人认为脂肪肝是富贵病,于健康无大碍,无须治疗。多年前曾有一患者诊断为酒精性脂肪肝,未引起重视,仍不停地喝酒应酬。最近,当感到腹胀、食欲减退来就诊时,已发展到了肝硬化腹腔积液。

不仅酒精性脂肪肝可以影响人体健康,非酒精性脂肪肝也并非良性疾病。事实上,即使是单纯性非酒精性脂肪肝,因为脂肪肝比正常肝脏脆弱,更容易受到药物、工业毒物、乙醇、缺血以及病毒的伤害,从而导致其他类型肝病发生率增高。

总的说来,单纯性脂肪肝转化为肝硬化的概率较低,但是脂肪性肝炎的预后较差。一项调查的 10 年随访表明,16％的非酒精性脂肪性肝炎会发展为肝硬化,最后死于肝硬化、肝癌的约占 3％。

除了肝脏疾病之外,脂肪肝的出现还意味着体内脂质代谢紊乱已较为严重,很容易并发高脂血症、糖尿病、高血压,最后发生冠心病、脑卒中(中风)的可能性也很大。所以,患了脂肪肝不能不当回事,应该及时到医院诊治。

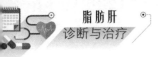
脂肪肝没有症状也需要治疗吗

　　许多在健康体检中发现"轻至中度"脂肪肝的患者,平时并没有任何不适的症状,血清氨基转移酶正常或轻度异常。这些患者往往会前来询问,脂肪肝没有症状也需要治疗吗?

　　可以肯定地说,脂肪肝没有症状也需要治疗。事实上,大部分脂肪肝患者是没有特异症状的,即使有也只是右上腹胀痛、乏力等轻微的不适,并且症状的轻重与脂肪肝的程度并无相关性。临床上很多患者的"轻度"或"中度"脂肪肝是由 B 超做出的,这反映的仅仅是肝脏脂质蓄积的程度,并不能如实反映肝脏炎症坏死的程度。现在认为,当脂肪肝患者出现持续较高或反复波动的氨基转移酶,或伴有严重肥胖尤其是腹部肥胖、血糖异常时,脂肪性肝炎存在的可能性很大。持续不愈的脂肪性肝炎往往会导致肝纤维化和肝硬化。脂肪肝的出现还意味着体内脂质代谢紊乱已较为严重,很容易并发高脂血症、糖尿病、高血压,最后发生冠心病、脑卒中等。所以,即使健康体检发现无症状脂肪肝,也应该及时到医院诊治。

脂肪肝需要长期综合性治疗吗

　　脂肪肝的治疗是一个综合性的治疗,包括①去除病因:包括戒酒、控制体重等,是脂肪肝的最根本治疗;②基础治疗:包括合理均衡的饮食、中等量的有氧运动、纠正不良的生活方式等,对脂肪肝的康复有着重要的意义;③药物治疗:可选用的药物包括改善胰岛素抵抗的药物、减肥药物、调控血脂的药物以及保肝药物等。需要指出的是,迄今尚无治疗脂肪肝的特效药物问世,脂肪肝强调的是综合治疗。

脂肪肝是慢性病,需要长期治疗。一般各种药物治疗最好维持 6～12 个月以上,而戒酒、控制体重、合理的饮食运动等基础治疗对于任何一个脂肪肝患者来说都是应该终身坚持的。

脂肪肝治得好吗

许多患者发现脂肪肝后不去医院治疗,还有一个原因是认为脂肪肝无药可用,是治不好的。的确,有不少脂肪肝患者长期就诊于多家医院,尝试了不少药物,但就是不见好转。

其实,单纯性脂肪肝是各种肝毒性损伤的早期表现,如果能及时去除病因、进行控制,肝内脂肪沉积在数月内就可完全消退。比如,对酒精性脂肪肝,戒酒绝对有效;对多数药物性脂肪肝,在及时停药后亦可康复;而对肥胖性脂肪肝,如能有效控制体重,则肝内脂肪沉积很快消退。一旦单纯性脂肪肝发展为脂肪性肝炎,想要完全康复就至少需要半年,甚至可能需要几年坚持不懈的治疗。

因此,无论是单纯性脂肪肝或是脂肪性肝炎,都是可以治愈

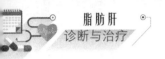

或者使病情缓解的。早期发现、早期治疗是防治脂肪肝的主要措施。许多脂肪肝患者治疗后不见好转，恐怕还是治疗方法不得当。比如：①仅仅寄希望于药物而忽视改变生活方式；②脂肪肝的病因不能去除；③治疗时间过短，氨基转移酶正常或肝区胀痛消失就不再治疗等。

脂肪肝的根本治疗是病因治疗吗

脂肪肝是一种由多种疾病引起的获得性疾病，去除病因和积极控制原发病对脂肪肝的防治至关重要。轻、中度脂肪肝即使已发展到了脂肪性肝炎和肝纤维化，如能去除病因、控制原发疾病，肝组织学改变仍可好转，甚至完全恢复。

戒酒对于酒精性脂肪肝绝对有效，肝内脂肪沉积一般在戒酒数周或数月内完全消退。大多数药物性脂肪肝在及时停用相关药物 2～3 个月内可完全恢复正常，饥饿及蛋白质热量不足引起的脂肪肝，通过饮食补充蛋白质或氨基酸以及足够的热量后，肝脏病变可迅速逆转。肥胖性脂肪肝的关键在于有效控制体重。全胃肠外营养所致的脂肪肝应避免过高热量及过多脂肪乳剂输入，并尽早开放经口饮食。慢性肝炎患者不论病情轻重，一味强调加强营养、静养休息，均可诱发脂肪肝，所以应尽可能避免这些因素。小肠改道手术所致脂肪肝重新做吻合手术，恢复改道前情况，可以使脂肪肝逆转。

由此可见，去除病因、控制原发病是治疗脂肪肝的根本方法。

脂肪肝的病因治疗需要注意哪些问题

对于大多数脂肪肝患者，首先应明确脂肪肝可能的病因及诱因，尤其要注意容易被忽视的因素，如药物的不良反应、接触工业毒物中毒、左旋肉碱缺乏、胃肠外营养、甲状腺功能亢进或减退、妊娠呕吐、重度贫血以及心肺功能不全的慢性缺氧状态等。

其次，很重要的一点就是评估患者的饮酒状态，完全不饮酒当然可以排除酒精性脂肪肝，而明确酒精性肝病的诊断，饮酒的量和时间也有标准。并且不能完全依据患者主诉的饮酒量，而是要通过临床表现、体征、实验室检查来综合判断有无酒精依赖。

另外，要综合评估患者的全身状况，比如是否伴有糖尿病、高血压，高脂血症、冠心病、脑血管病变等。对于大多数非酒精性脂肪肝的患者来说，并存的心脑血管疾病可能为患者的主要矛盾，应考虑优先治疗。

同时还要注意区分不同病因及不同起病形式的脂肪肝治疗方案的不同，如急性脂肪肝与慢性脂肪肝、酒精性脂肪肝与非酒精性脂肪肝、营养不良性脂肪肝与营养过剩性脂肪肝的治疗原则迥然不同。例如，急性脂肪肝需要立即收入重症监护病房进行抢救，而慢性脂肪肝则重在寻找病因和健康宣教及生活方式干预。

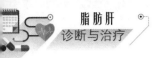

戒酒能否逆转酒精性肝病

迄今尚无治疗酒精性肝病的特效药物,戒酒仍然是最为有效的治疗措施,戒酒可以完全逆转酒精性脂肪肝,可以减轻酒精性肝炎的程度,还可提高酒精性肝硬化的 5 年生存率。实践证明,酒精性肝病的预后主要取决于患者能否长期坚持戒酒。但是,戒酒并不容易,目前并没有一种可以抑制饮酒欲望的药物。对于已有酒精依赖和戒酒综合征的患者,戒酒更为困难,而且容易复发。

酒精性脂肪肝患者,戒酒后 2～4 周就可恢复或明显改善,肝功能异常以及肝脏肿大均可较快恢复正常。酒精性肝炎的患者在经历一段时间的戒酒、休息后,肝功能异常和肝脏肿大也可恢复正常或好转。国外有报道:酒精性肝炎 7 年生存率在减少饮酒者为 80％,而继续嗜酒者为 50％。

轻微肝纤维化者,戒酒后也可不继续发展。但肝硬化已充分形成而且有门静脉高压、食管静脉曲张者,即使戒酒也很难逆转肝脏病变了,但还是可以改善肝病活动程度。酒精性肝硬化比其他类型肝硬化的预后好,但也取决于酗酒者能否戒酒。

哪些药物可以帮助戒酒

可以帮助戒酒的药物包括:抗酒药、治疗戒酒后再发的药物等。

抗酒药不能使患者减少饮酒的欲望,也不能抵抗乙醇(酒精)在体内的作用。该类药物主要使乙醇消耗后乙醛在体内堆积,引起乙醛中毒的典型潮红反应,患者会出现颜面潮红、头痛、头晕、恶心、呕吐、呼吸困难、出汗、脉率增加、血压下降、意识不清,甚至癫痫发作,从而使饮酒者不敢饮酒或不敢过多饮酒。常用的有戒酒硫(Disulfiram)。近年来研究显示,该药的不良反应多,依从性较差,疗效不确定。偶有肝毒性,可抑制肝细胞药物代谢酶,导致药物相互作用。因此,该药物使用要慎重,应该在医师指导下服用。

纳洛酮是一个口服的阿片受体拮抗剂,可以减少乙醇引起的心理强化刺激,从而减少饮酒的欲望,可用于高度酒瘾者,并且能抑制酒瘾再发。该药肝毒性较少,给药方便,用量较小,是近年来国外应用较多的戒酒辅助药物。

阿坎酸(Acamprosate)是一个较新的辅助戒酒药物,它是水溶性牛磺酸衍生物,可透过血脑屏障抑制谷氨酸神经递质,减少乙醇(酒精)诱导的神经元高兴奋性。不良反应少而轻,而且不通过肝脏代谢,肝衰竭时药代动力学无改变。除了终末期肝硬化外,对其他绝大部分酒精性肝病患者耐受良好。

如何治疗酒精依赖症

酒精依赖是机体和乙醇(酒精)相互作用所产生的精神身体状态。医学界认为,酗酒与吸毒本质上都属于药物滥用。酒精依赖的患者如果突然不饮酒会出现生理功能障碍,这一点类似于吸毒

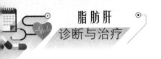
者戒毒时的表现。对戒酒期间出现的各种反应,应当予以及时处理,严重时可住院治疗,以防治戒酒综合征。治疗的最终目的是不用乙醇(酒精)来恢复和维持患者心理和生理平衡。戒酒是治疗酒精性肝病的最紧要环节,而酒精依赖症的有效治疗是能否达到戒酒目标的关键。患者及其亲人必须予以足够的认识和重视。

酒精依赖患者发生戒酒综合征是一种可怕的体验,要在友善而安静的环境中,镇静而坚定地给予治疗。镇静剂需要从早期开始使用。但戒酒综合征控制后,不能长期使用镇静剂,因为这类药物本身有成瘾的倾向。对于严重的酒精依赖症还要补充足够的液体和热量,维持电解质和酸碱平衡,并补充维生素和适当加用保肝药物。

戒酒综合征可以持续1~2个月,不过通常1周左右即可消失。进一步就是对患者的精神依赖从心理和社会方面给予照顾,恢复患者的自信,重新获得身体、心理和社会的平衡。

肥胖者只要减轻体重达 10％即可改善脂肪肝吗

基于肥胖与脂肪肝关系密切,对于体重超重和肥胖以及近期内体重增长过快的脂肪肝患者,必须考虑减肥治疗。事实证明,减肥不但可以防治胰岛素抵抗和代谢综合征及其相关的心脑血管事件,而且可以有效防治肥胖相关肝病。

肥胖性脂肪肝患者在半年内基础体重下降 10％后,肝内脂肪沉积可以完全消退,同时肿大的肝脏回缩,肝功能恢复正常。

对于肥胖相关氨基转移酶增高的治疗,并非联苯双酯、垂盆草等降酶药物,而是减肥治疗。一般情况下,体重每下降 1%,血清氨基转移酶可降低 8.3%,体重下降 10%,增高的氨基转移酶多能恢复正常。而体重持续增长者其氨基转移酶往往仍居高不下。

值得注意的是,减肥的目标不仅仅是减轻体重,更重要的是缩小腰围。腰围的缩小意味着中心性肥胖得到控制,胰岛素抵抗得到改善,糖脂代谢紊乱得到纠正,而这些正是脂肪肝、高脂血症、糖尿病甚至心脑血管疾病的发病基础。所以腰围的缩小对脂肪肝的好转更有意义。

另外,减肥对病毒性肝炎的防治也有积极的影响。对于乙型肝炎病毒携带者合并肥胖性脂肪肝,减肥可使脂肪肝逆转、氨基转移酶恢复正常。对于慢性乙型肝炎和肥胖性脂肪肝并存的患者,减肥治疗和抗病毒治疗齐头并进,可提高抗病毒治疗的效果。

因此,对于肥胖性脂肪肝患者,积极减肥具有重要的治疗意义。减肥的目标是控制体重和缩小腰围。即使减肥后的体重没有达到标准体重,但只要较前下降 10% 左右,就能使脂肪肝的病情明显缓解。

哪些方法有助于肥胖性脂肪肝患者减肥

减肥方法主要有节制饮食、增加运动、纠正不良生活方式以及减肥药物、减肥手术和极低热量饮食。其中,前 3 种方法为基本的治疗措施。多数患者仅仅通过改变生活方式的基础治疗就

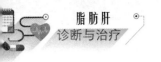
可以达到减肥和防治肝病的目的。减肥药物仅起辅助治疗作用,其对肥胖性肝病的治疗效果和安全性尚待考察,主要用于中重度肥胖,特别是合并血脂、血糖、血压升高者。目前减肥手术仅用于少数重度顽固性肥胖患者。极低热量饮食即饥饿疗法,因为不良反应大,一般不主张用于肝病患者。

肥胖是一种慢性病,需要长期甚至终身接受治疗。尽管某些治疗方法可能对少数患者特别有效,但是大多数患者仍需要综合治疗。患者应当在医师的指导下制定合理的健康目标,并力争改变自己的饮食习惯、生活方式,适当参加能持之以恒的体育活动,以期取得长期持续的减肥效果。

此外,预防体重的反弹也是减肥的重要目标。总体来说,减肥的成功率不高,大多数患者虽然尽力使体重有所下降,但其后体重又迅速恢复到原先水平。事实上,有些患者在其一生中曾减掉过自身几倍的体重,但其体重最后还是处于极高水平,原因主要是减肥后的体重反弹。归根到底,减肥的成功以及长期维持,需要患者彻底改变其不良生活方式。然而,俗话说"江山易改,本性难移",彻底改变生活方式并予以坚持谈何容易,需要患者极大的自制力和家人、医师乃至社会的共同努力。

减肥的注意事项有哪些

对于中重度肥胖者而言,要让体重和腰围完全恢复正常往往是不现实的,因此不一定要以其作为减肥的最终目标。对于体重超重和轻度肥胖者,要做的仅仅是调整体重的构成比例,减少脂肪特别是腹部脂肪的含量,增加肌肉的成分,而并不是减轻体重。对于体重迅速增长的个体,则仅仅需要控制体重增长势头即可。

尽管肥胖是脂肪肝肯定的危险因素,但减肥对脂肪性肝病和肝功能的改善并非绝对有效。少数病例减肥后肝组织炎症、坏死和纤维化会加重,甚至导致肝功能衰竭和死亡。因此,减肥时需要监测体重和肝功能,有发生肝衰竭可能的需要肝活检协助诊断。目前认为,体重下降速度是决定肝组织学改善或恶化的关键因素,每月体重下降超过 5 kg 可导致肝病恶化,而每月体重下降小于 0.45 kg 往往说明减肥措施无效。此外,减肥方法对肝脏的影响也不容忽视。临床上,经常可以遇到因服用减肥保健品和减肥中成药导致药物性肝损害的病例。对于非酒精性脂肪性肝炎和(或)肥胖性脂肪肝体重快速下降者,加用适当的保肝措施有助于防治药物性肝病和肝病恶化。

哪些药物可以帮助减肥

药物减肥主要通过抑制食欲、促进热量代谢和产热、影响消化吸收以及促进局部脂肪分解而起效。减肥药物对于肥胖性脂肪肝治疗的利弊至今仍有争议。但有一点是肯定的,即迄今还没有发现治疗肥胖症的特效药物。

奥利司他(肠道脂肪酶抵制剂)是 1999 年被美国食品药品监督管理局(Food and Drug Administration, FDA)批准的减肥

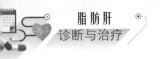
药,其作用机制为抑制胃和胰腺的脂肪酶,使其不能降解饮食中
的脂肪,导致饮食中约30%的脂肪不被吸收而排出体外,每日减
少约836.8 kJ(200 kcal)的热量摄入。该药物减肥速度虽然比食
欲抑制剂缓和,但是疗效肯定,安全性高,可以长期服用。不良
反应主要包括腹胀、脂肪泻、大便失禁等,发生率约为5%,一般
发生于治疗前的3个月内,不良反应的严重程度与患者饮食中脂
肪含量直接相关,因而也可促进患者自觉减少脂肪的过度摄入。
长期服用可能会影响脂溶性维生素(维生素A、维生素D、维生素
K、维生素E)的吸收,应注意补充。目前应用减肥药奥利司他干
预脂肪肝的随机对照研究仅有两项,结果显示可以使肝酶不同程
度的降低,但是对肝脏脂肪含量、肝脏炎症指标没有明显改善。除
此之外没有其他减肥药用于治疗脂肪肝的研究结果。目前根据各
国指南推荐意见,不推荐任何减肥药用于脂肪肝的治疗。

哪些肥胖患者需要外科手术治疗

非酒精性脂肪肝患者一般不需要减重手术治疗,但是重度
肥胖伴脂肪肝患者在改善生活方式及加强锻炼、药物等辅助治
疗后,体重减轻及脂肪肝改善不明显者可以考虑减重手术治疗。
或者患者不能控制饮食及坚持运动者,也可以考虑减重手术。
那么,什么是重度肥胖?通常我们用体重指数BMI的大小来衡
量肥胖的程度。如果BMI≥28 kg/m²,可以明确诊断为肥胖。
BMI≥32 kg/m²,为重度肥胖。因此,重度肥胖伴脂肪肝、合并其

他与肥胖相关疾病者可考虑减重手术治疗,比如合并 2 型糖尿病、高血压、高脂血症、冠心病、呼吸睡眠暂停综合征、多囊卵巢综合征、骨关节炎等,或极重度肥胖 BMI≥40 kg/m² ,无论是否有合并疾病,均可考虑减重手术治疗。常用的减肥手术有两大类:①缩小胃的手术方法,比如胃短路术、胃成形术,以抑制食物摄入为主;②减少小肠消化吸收的面积,从而降低热量的吸收,如空回肠短路术。社会上常见的腹壁减肥术、肢体和臀部减肥术,以及脂肪抽吸术,减肥效果差,主要用于美容。

临床医师需仔细筛选患者,以使肥胖者能真正从手术中获益。手术可以使增高的体重下降 60% 甚至 80% 以上,多在术后18 个月至 2 年达到最大减肥效果,其后体重有所增加,至术后第5 年体重开始保持稳定。

西方国家的人群肥胖情况比较严重,减肥手术开展得相对较多。国外资料显示,减肥手术后,患者体重显著下降,糖尿病和高血压的发生率、死亡率、丧失工作时间和致残率均显著下降,情绪改善,但仍有 20% 以上的手术患者最终回到原先的体重。

减肥手术也有风险,总体手术死亡率高达 1% 以上,且常诱发腹泻、营养不良、脂肪性肝炎,甚至因脂肪肝进行性加重发生肝硬化,需长期补充维生素和矿物质,极少数患者有时甚至需要再次手术以恢复正常解剖状态。

如何预防减肥后体重反弹

尽管目前多数减肥治疗近期效果尚可,但远期疗效较差,停

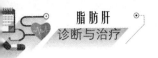

止治疗后,患者的体重大多很快恢复到减肥前的水平。肥胖者体重减轻以及反弹导致的体重增加,这种反复称为体重循环。虽然肥胖程度越重,其并发症的发生率越高,预后也越差。但是反复体重波动导致的损害也是不容忽视的。简单而又极端的饮食限制不仅减少脂肪组织,而且使非脂肪组织也减少,体重反弹后,可引起机体脂肪含量占体重的百分比增加,肝内脂肪沉积亦可增加。此外,体重变动和继发性体内脂肪分布的变化,将在某种程度上诱发冠心病、脂肪性肝炎和肝纤维化以及胆石症的发生。

体重循环的原因还不清楚,非脂肪体重的减少,伴随基础代谢率低下是其重要原因之一。运动疗法对预防体重循环的发生有重要意义。诸多研究表明,初期阶段减肥速度越快,体重反弹及诱发心脑血管和脂肪性肝炎的概率也越大,长期维持标准体重就越困难。因此,在考虑肥胖者长期预后时,不仅应注意肥胖的并发症,还要考虑体重循环以及肥胖难治化等问题。

在诸多与体重反弹相关的原因中,精神因素和心理特性较为重要。为此,应将初期减肥目标控制在减轻10%～15%体重以内,因为此减肥程度就可以明显改善健康状况。同时,减肥尽量采取综合治疗,不仅仅是简单的限制饮食量(比如不吃主食),而是科学合理地调整饮食结构,改变不良的饮食习惯,同时一定要配合中等量的运动。建议每月体重下降不超过5 kg,否则欲速则不达。药物减肥和手术减肥一定要慎重。

如何治疗伴随糖尿病的脂肪肝

糖尿病及时得到诊断和治疗,血糖控制良好时,可促进肝内脂肪浸润消退,因此对于糖尿病性脂肪肝患者,应强调及时、有效控制血糖。比较理想的控制指标是空腹血糖<6.0 mmol/L,糖化血红蛋白<7%,餐后2小时血糖<7.8 mmol/L。为了达到这些目标,首先,应该进行基础治疗,即控制饮食、增加运动、改变不良生活方式。在基础治疗不能奏效的情况下,应使用药物治疗。在糖尿病的不同阶段,使用药物也不同。轻度的2型糖尿病患者可选用能改善胰岛素抵抗的药物,这些药物包括双胍类(二甲双胍等)及胰岛素增敏剂罗格列酮(文迪雅)、吡格列酮(艾汀)等。如无效,可联合应用改善胰岛素抵抗的药物和餐后血糖调节剂阿卡波糖(拜糖平)等。血糖控制仍不理想,可再加用胰岛素分泌剂,即各种磺脲类口服降糖药。病情更严重者,应该口服降糖药与胰岛素联合治疗。糖尿病后期胰岛素分泌衰竭的患者,则需要胰岛素替代治疗,即每日注射2~4次胰岛素,并停用磺脲类等促胰岛素分泌剂。

由于多数糖尿病性脂肪肝患者常伴有高甘油三酯血症,可以考虑使用降脂药物。但糖尿病脂代谢紊乱主要由于胰岛素抵抗状态下,外周脂肪细胞功能紊乱,脂肪分解增加导致血脂增加,纠正胰岛素抵抗状态是降低高甘油三酯血症的根本。因此,对于这类患者,并不急于加用降血脂药物,而是先给予饮食和运

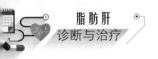
动治疗,并用二甲双胍等药物改善胰岛素抵抗状态。如效果不显著,而且血脂呈中、重度增高,可加用贝特类等降血脂药物。也有学者认为,维生素 E、多烯磷脂酰胆碱等药物不仅能改善脂肪肝,还能降低高甘油三酯血症。

哪些药物可以改善胰岛素抵抗

什么是胰岛素抵抗? 简单地讲就是胰岛素的生物作用遭到了"抵抗"而效应不足。胰岛素抵抗不仅仅是糖代谢紊乱以及糖尿病的发病基础,而且是血脂紊乱、非酒精性脂肪肝、高血压、心脑血管疾病等代谢综合征发病的共同土壤。改善胰岛素抵抗,可有效防治上述疾病。改善胰岛素抵抗最根本的方法是进行基础治疗,即控制饮食、增加运动、改变不良生活方式。同时,有些药物也有改善胰岛素抵抗的作用。

二甲双胍问世已有几十年,是最常用的口服降糖药之一。但确切地说,应称为抗高血糖药。因为血糖正常的人服后不会发生低血糖。二甲双胍不是通过刺激胰岛 β 细胞功能而降低血糖,而是通过促进葡萄糖氧化,增加肌肉、肝脏和脂肪肌肉的糖原合成和脂肪合成改善胰岛素抵抗,增加周围组织对胰岛素的敏感性,增加葡萄糖的利用,减少葡萄糖对组织的毒性作用来降低血糖。多数研究提示,二甲双胍可增加胰岛素 20%～30% 的敏感性,增加葡萄糖利用达 15%～40%。

另外一种药物是近年问世的胰岛素增敏剂噻唑烷二酮类

(TZDs)药物。目前中国市场上的 TZDs 有两类,一类是罗格列酮,另一类是匹格列酮。TZDs 主要是帮助胰岛素信号或者胰岛素代谢过程中关键物质的表达来改善胰岛素抵抗。胰岛素抵抗发生最主要的原因就是脂肪细胞功能的改变。而 TZDs 可以促进前脂肪细胞向成熟脂肪细胞分化,使大脂肪细胞减少,小脂肪细胞增多,这样脂肪细胞的功能正常,胰岛素抵抗也就减轻了。另外,TZDs 还能通过调控与糖脂代谢某些通路相关基因的转录来增加胰岛素敏感性。

　　TZDs 用于适合人群,长期效果较好,但使用过程中要注意:①肝脏损害,如曲格列酮在使用过程中发生了严重的肝坏死,建议 TZDs 使用中要监测肝功能;②水肿,大部分较轻微,但有的人水肿比较明显,心功能不好的患者需要注意;③体重增加,这一点与二甲双胍不同;④2007 年,美国食品药品监督管理局警告 TZDs 有增加心血管事件和恶性肿瘤的可能性,但仍可以在医师的指导下使用。

没有糖尿病的脂肪肝患者也需要服用二甲双胍吗

　　脂肪肝患者来就诊,我们根据病情有时会让患者服用二甲双胍。但是,如果医师没有做好说明工作,许多患者依从性较差,不会服用二甲双胍。他们认为,自己又没有糖尿病,为什么要服用一个降糖药呢?更有患者以为二甲双胍会引起低血糖而不敢服用。

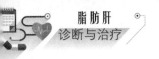
　　二甲双胍问世已有几十年,这当中走过曲折的路。一开始二甲双胍由于降糖作用不及同类产品苯乙双胍(降糖灵)而受到冷落。后来苯乙双胍由于严重的不良反应——乳酸酸中毒而被禁用,二甲双胍才得以推广。近年来,随着2型糖尿病和代谢综合征的共同土壤——胰岛素抵抗的深入研究,发现其作用远远超出了降血糖,二甲双胍逐渐成为医学界的"新宠"。

　　正如前文所述,二甲双胍应称为抗高血糖药。血糖正常的人服后不会发生低血糖;血糖高的糖尿病患者服后可使增高的血糖降低,但极少引起临床的低血糖。因为二甲双胍是通过改善胰岛素抵抗来调节血糖的,它不会刺激胰岛素分泌,因而也不会引起低血糖。

　　除调节血糖外,二甲双胍还有如下作用。

　　(1) 控制体重:尤其是同时采用饮食控制和体育锻炼者,在众多的临床研究中,与磺酰脲类药物相比,二甲双胍可使体重指数(BMI)下降2%～4%。有报道表明,服用二甲双胍治疗3～6个月,体重减轻最明显,可达1%～3%。

　　(2) 调节脂代谢:约50%2型糖尿病患者伴有脂肪代谢紊乱,这是引起动脉血管病变的前驱病变,也是并发心血管疾病和血栓形成的危险因素。而二甲双胍能有效地降低血甘油三酯、总胆固醇和血游离脂肪酸。①可使非糖尿病患者和2型糖尿病患者的血甘油三酯水平降低20%～45%,非高甘油三酯患者降低10%～20%,而高甘油三酯患者则可降低达50%;②可使2型糖尿病患者的血总胆固醇降低17%,低密度脂蛋白(坏胆固醇)降低5%～10%,高密度脂蛋白(好胆固醇)升高2%;③在胰岛素抵抗中,血游离脂肪酸升高起重要作用。二甲双胍可使非糖尿病患者、糖耐量受损者、肥胖和非肥胖2型糖尿病患者的空腹和餐后血游离脂肪酸水平降低10%～20%。

（3）对高血压的影响:二甲双胍可使血压和周围血管阻力降低,改善微动脉的顺应性,增加局部血液供应和营养交换,有报道,254例2型糖尿病患者,接受二甲双胍治疗6个月后,收缩压和舒张压分别降低为11.3%和13.3%。

正由于二甲双胍可以改善胰岛素抵抗,减轻体重,调节糖脂代谢,因而目前它被较广泛地应用在一些与胰岛素抵抗、代谢紊乱相关的疾病,如多囊卵巢综合征、肥胖等。最近公布的美国糖尿病预防研究认为,尚未发生糖尿病但糖耐量已经异常者,服用二甲双胍可减少或延缓2型糖尿病的发生。

国内外也有学者将二甲双胍用于非酒精性脂肪肝的防治。多项研究表明,二甲双胍能改善患者肝功能,缩小肝脏体积,在组织学方面则表现为肝脏脂肪变性和炎症坏死显著减轻。目前,二甲双胍已被写入了最新的中国非酒精性脂肪性肝病诊疗指南中。一般而言,伴有肥胖[或体重指数（BMI）正常但腰围超标]/血糖异常(糖尿病或糖耐量异常者)的脂肪肝患者是二甲双胍的应用指征。

二甲双胍有哪些不良反应

二甲双胍最常见的不良反应就是消化道反应。在服用二甲

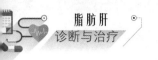
双胍初期,尤其是空腹服药,约有 20％的患者出现胃部不适反应,能引起一过性恶心、呕吐、厌食、口中有金属异味,腹胀、大便稀薄及腹泻等胃肠道反应,其原因可能是由于药物在胃内立即溶解,高浓度的盐酸二甲双胍附着在上消化道黏膜上,产生刺激导致消化道不适。如改为饭中或饭后服用,不良反应要小一些。因此,不宜空腹或饭前服用,应在餐中或饭后即服,以减少不良反应。

由于二甲双胍会增加糖的无氧酵解,增加乳酸的生成,因此,最严重的反应是乳酸性酸中毒,但是发生率极低,每 10 万人中只有 2～5 人,远较同类药物甲丁双胍和苯乙双胍少。但是一旦发生,其死亡率高达 50％,而且一般医院不测血中乳酸含量,故诊断较难。但不要害怕,只要剂量掌握适当,肾功能良好,就不会发生乳酸性酸中毒。由于二甲双胍经肾排出,所以肾功能不全、血清肌酐大于 132.6 μmol/L 者禁用。此外,严重的心、肝功能不全,以及将进行手术或 X 线造影术者均不宜使用。

注意了以上问题,一般来说二甲双胍还是比较安全的,目前应用广泛。

氨基转移酶异常者可以用二甲双胍吗

二甲双胍的药物说明书上写着:肝肾功能不全者慎用。因此,有许多患者,甚至一部分临床医师认为,氨基转移酶异常者就不能使用二甲双胍。而许多求医问药的脂肪肝患者氨基转移酶又往往是升高的,那么,这些患者使用二甲双胍安全吗?

这里首先要明确一个观念，即"氨基转移酶异常不等于肝功能不全"。虽然，我们通常把血清氨基转移酶称为"肝功能试验"，但事实上，血清氨基转移酶升高是由于肝细胞破坏，或细胞膜的通透性增高时，细胞内的酶进入血液增加所致。因而，氨基转移酶仅仅是肝细胞损伤的标志。

而肝脏的功能有许多，比如合成、代谢、排泄等。临床上比较公认的反应肝功能的指标有人血白蛋白、胆红素水平、凝血酶原时间等。经典的 Child-Pugh 肝功能分级标准即由这 3 项加上腹腔积液、肝性脑病的情况共 5 项组成。只有这些指标出现异常，并达到一定程度，才称为肝功能不全。由于肝脏是多数药物的代谢器官，因而肝功能不全时，许多药物应该慎用，这其中也包括二甲双胍。

脂肪肝患者出现了氨基转移酶异常，只要不同时存在人血白蛋白、胆红素水平、凝血酶原时间等指标的异常，就可以放心使用二甲双胍。而且，由于二甲双胍能改善胰岛素抵抗、调节糖脂代谢，许多使用脂肪肝常规保肝药物无效的脂肪肝患者在用了二甲双胍后，血清氨基转移酶恢复了正常。因此，氨基转移酶异常不但不是脂肪肝患者使用二甲双胍的禁忌证，反而是其适应证之一。

脂肪肝患者需要用降血脂药吗

有些患者认为脂肪肝就是肝脏脂肪太多了，需要用降血脂

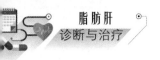

药物来祛除肝脏内的脂肪。其实,尽管高脂血症与脂肪肝关系密切,但高脂血症并不是导致脂肪肝的直接原因,只是脂肪肝的一种伴随状态。部分降血脂药物虽能有效降低血脂,却不能很好地清除肝脏中沉积的脂肪。至今国内外尚无降血脂药物能够有效减少肝脏脂肪沉积的正规临床试验。因此,患了脂肪肝并非都得服用降血脂药物。而且脂肪肝患者对降血脂药物的耐受性较正常人低,长期大量使用不仅不能减轻脂肪肝,反而可以加重肝脏损伤。所以脂肪肝患者应权衡利弊,慎重考虑是否需要用降脂药。

其实,脂肪肝患者如果不伴有高脂血症,那么就不要用降血脂药物。如果脂肪肝患者伴有高脂血症,应根据高脂血症的原因、程度以及发生心脑血管事件的概率,酌情决定是否要用降血脂药物。

对于乙醇引起的脂肪肝,如果伴有高脂血症,那么戒酒对于降低血脂和减轻脂肪肝都有好处;如果是药物引起的脂肪肝,能停药则尽量停药。

与肥胖、糖尿病相关的脂肪肝,往往表现为血甘油三酯轻中度升高。对于这种患者,最重要的还是基础治疗,即首先采取控制饮食、增加运动、改变生活方式以及应用改善胰岛素抵抗的药物来控制体重、血糖、血脂和治疗脂肪肝。如果3～6个月后血脂水平仍呈中重度增高,可酌情使用降血脂药物。也有一些脂肪肝患者同时存在血浆胆固醇代谢紊乱,表现为总胆固醇和低密度脂蛋白胆固醇增高,高密度脂蛋白胆固醇降低,这些患者如果基础治疗无效,要及时加用他汀类降脂药物,因为胆固醇代谢紊乱与心脑血管疾病的关系比较密切。

如果脂肪肝血脂异常伴有冠心病,或者是有高脂血症家族史并且血脂增高明显,则要采用较为积极的降血脂药物治疗,因为此时高脂血症严重影响了人体健康,降低血脂可以改善疾病的预后。

脂肪肝患者如何选择降血脂药物

在不同的情况下,脂肪肝患者对降血脂药物的选择也不同。

1.烟酸及其衍生物

烟酸类药物以降低血清极低密度脂蛋白及甘油三酯为主。烟酸的不良反应较多,主要有皮肤潮红和胃肠不适,而且可降低糖耐量,增加血尿酸,甚至引起肝功能损害。因此,糖尿病、痛风及有肝功能损害的患者慎用烟酸。烟酸肌醇等药物的血脂调节作用较弱,一般也不选用此类药物防治脂肪肝。

2.胆汁酸结合树脂

包括考来烯胺(消胆胺)和考来替泊等,主要用于高胆固醇血症的治疗。此类药物有异味,含有氯离子,影响肠道对维生素的吸收,并有可能加剧高甘油三酯血症。因此,一般不用于脂肪肝的高脂血症治疗。

3.贝特类(苯氧乙酸类)

苯氧乙酸类包括苯扎贝特、非诺贝特、吉非贝齐等药物,因大部分药名中有"贝特"两字,故又称为"贝特类"降脂药物。贝

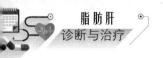

特类药物主要作用为降低血浆甘油三酯,对低密度脂蛋白胆固醇也有一定的降低作用。一般用于血液甘油三酯中、重度升高的脂肪肝患者。氯贝丁酯(安妥明)因不良反应较大现在已很少应用。苯扎贝特、非诺贝特、吉非贝齐等不良反应相对较少,主要表现为胃肠道反应,偶有肌痛、皮疹,以及可逆性的肝肾功能损害,有时还会诱发胆石症。

脂肪肝患者最关心的可能就是贝特类降脂药物肝脏损害的不良反应了。建议如下:①血浆甘油三酯轻度升高的脂肪肝患者,治疗以饮食控制＋加强运动＋减肥治疗等基础治疗为主,可以加用二甲双胍来改善胰岛素抵抗,调节机体的糖脂代谢;②血浆甘油三酯中重度增高的患者,特别是血甘油三酯在 10 mmol/L 以上的患者,发生急性胰腺炎和动脉粥样硬化的危险大大提高,应当服用贝特类药物降血脂;③据观察,贝特类药物用于脂肪肝患者还是安全的,肝功能损害比较少见,即使有,也多为一过性的可逆性的氨基转移酶轻度异常;④使用贝特类药物建议常规观察肝功能,可以同时加用一定的保肝药物;⑤出现以下情况应及时停药:治疗 3 个月无效、肝功能显著异常、肌炎和胆结石。

4. 他汀类

包括阿托伐他汀、洛伐他汀、辛伐他汀、普伐他汀、氟伐他汀等。国产的调脂中成药血脂康胶囊,其调脂主要作用成分为洛伐他汀,是红曲发酵的天然代谢产物。他汀类药物能抑制胆固醇在肝内的合成,可降低血浆总胆固醇和低密度脂蛋白胆固醇水平,对血浆的甘油三酯也有一定的降低作用,主要用于以胆固醇升高为主的高脂血症,即使伴有脂肪肝也是安全的。在一天总剂量相同时,分两次服药比一次更有效。

临床可见有2‰~3‰的患者服药后出现胃肠道反应、肌痛、皮疹、氨基转移酶升高,停药后常可恢复。为慎重起见,对长期服用他汀类药物的患者,必须定期询问有无肌肉方面的症状,并检测血清肌酸肌酶,如果上升到正常上限的10倍以上,必须及时停药。另外,他汀类药物不宜与烟酸、贝特类等降脂药物合用,以免引起严重的肌肉溶解。

5. 多烯不饱和脂肪酸

包括月见草油、鱼油制剂等。鱼油中含有的二十碳五烯酸、二十碳六烯酸主要降低血甘油三酯,对总胆固醇也有一定的下调作用,且可抑制血小板聚集、延缓血栓形成。国产鱼油制剂有多烯酸乙酯(多烯康、脉乐康、鱼油烯康)。本类药物的安全性与疗效,尚待长期应用考证。常见不良反应为鱼腥味所致的恶心腹胀,一些患者难以坚持,长期服用有出血倾向,并有可能加剧不戒酒者的肝脏损害。因此,此类药物对改善血液脂质代谢虽然有一定的效果,但对肝内脂肪沉积,特别是对不能戒酒的酒精性脂肪肝患者未必有效。

脂肪肝用他汀类药物安全吗

由高脂血症诱发的动脉粥样硬化及其相关的心脑血管疾病已成为生命第一大杀手,对广大肥胖、糖尿病和脂肪肝患者构成严重威胁。降低肝脏胆固醇合成的重要药物——他汀类药物继

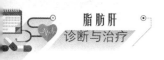

1987 年问世以来,已成为西方国家处方量最大的药物之一。目前,众多他汀类药物已成为降低血液低密度脂蛋白胆固醇的首选用药,在心脑血管的防治中起着重要作用。但是,也有一些高脂血症患者,特别是那些伴有脂肪肝的患者,由于畏惧降脂药物的肝脏损伤而拒绝使用或盲目中止他汀类药物治疗,结果影响了生命质量甚至寿命。

尽管他汀类治疗过程中最常见的问题为血清氨基转移酶增高,氨基转移酶常见于开始用药或增大剂量的 3 个月内,但绝大多数为孤立性的无症状性的血清 ALT 增高,减量或停药后肝酶很快恢复正常,并且无其他不良事件发生。即使他汀类剂量维持不变,70%的患者血清氨基转移酶也会自行下降,至今尚无持续用药导致肝功能衰竭及因此而死亡的临床报道。

目前认为,他汀类相关氨基转移酶增高可能为肝细胞内脂质下降的药代动力学效应,而与血脂是否下降无关,并不一定反映肝脏存在器质性损伤。事实上,所用降血脂药物均可引起肝酶异常。其中一个重要原因可能是,高脂血症患者往往是并存肥胖、糖尿病、脂肪肝,并同时服用多种药物。这些患者不管是否应用药物,血清氨基转移酶都可能自发性波动。临床上,他汀类药物治疗过程中肝酶持续异常和严重肝脏损害的原因更可能是由脂肪肝、缺血性肝炎等其他原因所致。

国外有 3 项临床研究显示,伴有不明原因血清氨基转移酶持续异常的高脂血症患者应用他汀类并不比氨基转移酶正常者更易引起肝损伤,原有肝酶升高者即使不用他汀类,随访中其肝酶仍有进一步增高趋势。对于肥胖者、糖尿病、高脂血症相关的脂肪肝和肝酶增高的患者应用他汀类降脂,非但不会加重肝组织损伤,甚至可以减轻肝组织损伤,减慢肝病的进展速度。此外,酒精性肝病和代偿性肝硬化患者应用他汀类并不增加横纹肌溶解的发生率。因此,单纯从肝脏损害的角度来看用他汀类相当安全,广大患者无须过分关心他汀类的肝毒性。从预防心血管死亡的获益来看,长期使用他汀类获益多多,临床上可以充分使用他汀类药物。

如何降脂不伤肝

(1) 在考虑降血脂药物治疗前,需常规检测血清氨基转移酶。若发现异常应进一步明确可能原因,分析是否真性氨基转移酶增高。是否肝源性氨基转移酶异常、有无肝脏损伤的其他实验室指标异常、有无肝功能不全的征象。

(2) 慢性肝炎但无肝功能不全征象、非酒精性脂肪性肝病、体质性黄疸以及代偿性肝硬化患者可以安全使用他汀类药物,通常无须减少他汀类药物剂量和加强肝酶监测。

(3) 在开始服用降血脂药物常规剂量和增加剂量后 12 周以及随后治疗过程中,应定期检测血清氨基转移酶。

(4) 他汀类药物治疗过程中一旦出现纳差、乏力、嗜睡、黄疸、肝大等征象,应及时做相关实验室检查。除了氨基转移酶外,胆红素和凝血酶原时间有助于判断有无显著肝损伤和肝功能不全。

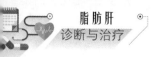
（5）他汀类药物治疗中一旦出现显著肝损伤和肝功能衰竭的客观证据，应立即停用他汀类药物。

（6）他汀类药物治疗中出现无症状性孤立性 ALT 轻度增高，无须中断他汀类药物用药，酌情考虑加用保肝药物。

（7）他汀类药物治疗中出现无症状性孤立性氨基转移酶明显增高(大于 3 倍正常值上限，或大于 120 U/L)，半月内复查仍明显增高者，如无其他原因可供解释，则需减量或停用他汀类药物，并考虑重新制订降脂方案。如果考虑系脂肪肝所致则继续使用他汀类药物，但需加用保肝药物和加强对代谢紊乱的控制。

脂肪肝保肝药物使用原则是什么

由于脂肪肝的病因和发病机制比较复杂，许多问题尚在研究之中。目前，大多数用于治疗脂肪肝的药物，几乎都是以肝脏的生理生化过程为基础，通过动物实验的研究结果而加以选择的，目的是促进肝脏脂质代谢和加速肝内脂肪转运。有些药物的应用是经验性的，缺乏确实的临床药理学基础。至今鲜见随机双盲、安慰剂对照、多中心、大样本、长疗程和随访时间久的临床试验证实某一药物特别有效，可以推荐用于所有脂肪肝患者。

在临床实践中，应当避免不重视病因治疗，一味"保肝降酶"，滥用保肝药物，也不能过度强调病因治疗，全盘否定保肝药物或保肝治疗的意义。

一般选用 1～2 种保肝药物治疗，疗程 1～2 年，或用至肝功能生化指标复常和(或)影像学检查显示脂肪肝消退为止。切勿单纯依靠药物,也不能滥用或长期应用多种药物,以免增加胃肠道负担和肝脏损害,从而造成不良后果。

哪些脂肪肝患者需要接受保肝药物治疗

脂肪肝的治疗是一种综合性治疗,其中最重要的不是药物治疗而是基础治疗,包括去除病因(戒酒、减肥)、合理饮食、增加运动以及改变不良生活方式等,而且这些非药物措施是终身的。

即使谈到药物治疗,我们首先提到的也是改善肥胖、胰岛素抵抗、糖脂代谢紊乱的药物。因为肥胖、胰岛素抵抗、糖脂代谢紊乱是非酒精性脂肪肝的发病基础。

保肝药物在脂肪肝防治中的作用和地位至今仍有争论,并无足够的证据推荐脂肪肝患者常规使用这类药物。在基础治疗的前提下,保肝抗炎药物推荐试用于下列患者。

(1)肝活检组织学确诊的脂肪性肝炎患者。

(2)临床特征、化验及影像学检查提示可能存在明显肝损伤和/或进展性肝纤维化的脂肪肝患者,例如血清氨基转移酶持续升高、合并代谢综合征、血糖控制不好的2型糖尿病。

(3)拟用的其他药物因有可能诱发肝损伤而影响基础治疗方案实施者,或基础治疗过程中出现肝酶增高者。

(4)合并嗜肝病毒感染或其他肝病的脂肪肝患者。

(5)存在慢性肝病征象的隐源性脂肪肝患者。

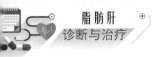
（6）酒精性脂肪肝戒酒3个月后仍有肝功能生化异常者。

脂肪肝患者如何选用保肝药

迄今还未找到治疗脂肪肝的特效药物,保肝药物在肝病的治疗中仅起辅助作用,可根据患者脂肪肝的病因、分型、分期及其合并症以及药物效能和患者能够接受的价格,合理选用多烯磷脂酰胆碱、水飞蓟素、甘草酸制剂等中西药物。

例如,合并糖尿病和高脂血症的患者可选用多烯磷脂酰胆碱、水飞蓟素、维生素E;氨基转移酶明显增高的患者可选用甘草酸制剂、双环醇,肝炎活动明显者主张首选甘草酸制剂静脉滴注;合并胆囊炎、胆石症以及肝内胆汁瘀积者,可试用熊去氧胆酸、S-腺苷甲硫氨、胆宁片(老年便秘者尤为适宜);合并进展性肝纤维化者可试用鳖甲软肝片、扶正化瘀胶囊等保肝抗纤维化药物。

多烯磷脂酰胆碱治疗脂肪肝的效果如何

多烯磷脂酰胆碱又称必需磷脂,是从大豆中高度浓缩提取的一种磷脂,主要活性成分为1,2-二亚酰磷脂酰胆碱,人体内不能自身合成,是构成所有细胞膜和亚细胞膜的重要物质。它通过与人体细胞膜,尤其是肝细胞膜的结合而起到保护、修复及促使肝细胞再生的作用,从而发挥它的各项治疗效果。全球应用

50多年的临床经验表明,它可用于治疗各种类型的肝病,如急、慢性肝炎,肝坏死,肝硬化,肝性脑病(肝昏迷),脂肪肝等,具有良好的安全性,50年来在各种研究及临床应用中没有发现毒副作用。

综合国外十余个有安慰剂对照的临床试验研究表明,多烯磷脂酰胆碱可使酒精性和非酒精性脂肪性肝病、药物性肝损害等急、慢性肝病患者的主观症状、体征和各种生化指标在短时间内得到改善或恢复正常,肝细胞脂肪变、肝实质内炎症浸润以及细胞坏死和纤维化等组织学损伤也明显减轻,并且患者住院时间缩短,社会经济负担减轻。

此外,多烯磷脂酰胆碱对高脂血症、动脉粥样硬化也有良好治疗作用。综合200余项7 606例高脂血症的临床试验表明,其可改善脂质代谢紊乱,使血清总胆固醇下降8%~30%,低密度脂蛋白胆固醇下降10%~30%,甘油三酯下降12%~58%,高密度脂蛋白胆固醇升高10%~45%,并可减少红细胞和血小板的聚集性,改善血液流变学,预防和减轻动脉粥样硬化,防治脂肪栓塞。

由于多烯磷脂酰胆碱不仅可以治疗肝病,还能防治高脂血症和动脉粥样硬化,该药特别适用于酒精性肝病以及肥胖、高脂血症所致非酒精性脂肪肝的治疗。推荐剂量:多烯磷脂酰胆碱胶囊首剂每次2粒,每天3次口服。病情稳定后可减为每次1粒,每天3次口服。病情较重者,可应用多烯磷脂酰胆碱针剂500 mg加于5%~10%的葡萄糖液静脉缓滴,每日1次共3周,其后改为口服。视病情的严重程度疗程可从8周至1年以上。因

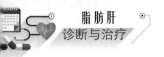

多烯磷脂酰胆碱所含磷脂类成分是符合生理治疗的,在过去的大量病例应用中不良反应发生率很低,主要为发热、恶心、胸闷、腹泻等,无耐药性,与其他药物合用无拮抗作用,也没有禁忌证。

熊脱氧胆酸也可以治疗脂肪肝吗

　　早在公元前,我国古代郎中就已采用干熊胆粉剂治疗各种肝胆系统疾病,但直至 1927 年日本学者才从中国熊胆中分离出熊脱氧胆酸(ursodeoxycholic acid, UDCA),1954 年人工合成UDCA 首先在日本问世,1957 年起 UDCA 被正式用于胆石症的化学溶石治疗,1961 年起日本学者将其用于治疗慢性肝炎。UDCA 在肝病领域的广泛应用主要源于 1988 年 UDCA 治疗原发性胆汁性肝硬化大宗临床试验的良好结果。其后的大量基础及临床试验表明,UDCA 具有促进胆汁分泌并改变人类胆酸池的组成(替换胆汁酸池中毒性疏水性胆酸)、直接细胞保护作用、稳定生物膜、抗氧化、调节免疫以及降低血液总胆固醇等广泛生物学效应。目前,UDCA 已被公认为原发性胆汁性肝硬化、原发性硬化性胆管炎等各种胆汁淤积性肝病的首选用药,并被试用于脂肪性肝病等其他肝病的治疗。

　　1991 年有学者发现 UDCA 可改善酒精性肝炎患者的血液生化和纤维化指标。1995 年,UDCA 首次被用于治疗 1 例老年妇女的非酒精性脂肪性肝炎取得良好疗效。此后二十余年间国外多项临床试验显示 UDCA 可改善非酒精性脂肪性肝病患者的临床症状和血清生化指标,甚至可改善肝组织损伤。

虽然非酒精性脂肪性肝病的治疗目前仍以去除病因、控制原发疾病为主,但针对肝病的药物治疗在非酒精性脂肪性肝病的防治中可起到一定的辅助作用,合理使用保肝药物可望提高单纯性脂肪肝耐受"二次打击"的能力,防止快速减肥、降血脂治疗可能诱发的肝胆系统损伤,并促进脂肪性肝炎的康复。在基础治疗的同时加用 UDCA 可改善非酒精性脂肪性肝病患者生化指标,并可能促进肝组织学炎症、坏死程度减轻,肝脂肪变性消退。UDCA 尤其适用于伴有胆汁淤积、胆石症以及快速减肥的非酒精性脂肪性肝病患者的治疗。UDCA 推荐剂量为每日每千克体重 8~15 mg,分 3 次口服,3 个月为 1 疗程,通常需要治疗半年以上。近年我们发现,具有消炎利胆作用的中成药胆宁片对脂肪肝也有良好的防治作用。

氨基转移酶升高,是否需要立即降酶

血清氨基转移酶升高往往令脂肪肝患者非常担忧,也是他们前来就诊的最常见原因。大部分患者要求用药使氨基转移酶迅速恢复正常,而有些临床医师也会用垂盆草、联苯双酯等药物来治疗这些患者。脂肪肝患者真的需要这些药物吗?答案是否定的,理由如下。

(1) 这类药物虽然能迅速降低血清氨基转移酶,但其对肝脏的保护作用并不强大,更不要说去除肝脏脂肪的功效了。也就

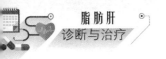

是说,它们虽能降酶,却不能治疗脂肪肝。因为引起氨基转移酶升高的病因没得到治疗,所以这些药物长期疗效差,一旦停药后氨基转移酶很容易反弹。

(2)由于这些药物能迅速降酶,很可能掩盖疾病的真相,诱导一部分患者误以为病情改善,而忽视了戒酒、饮食控制、增加运动、减肥等重要的基础治疗措施。

(3)临床上,脂肪肝患者血清氨基转移酶升高的特点就是"低水平、长期维持、难治",所谓的"难治"是指部分脂肪肝患者即使使用了垂盆草、联苯双酯等强力降酶药物也不为所动。

其实,要使脂肪肝的患者血清氨基转移酶复常,并且不反弹,最重要的就是去除病因(戒酒、减肥等)。对大多数非酒精性脂肪肝患者来说,只要能将体重减轻10%以上,氨基转移酶就能恢复正常。从药物的角度来说,能改善胰岛素抵抗的二甲双胍、以及能调节肝脏脂肪代谢的多烯磷脂酰胆碱、熊去氧胆酸、维生素 E 也能显著且较为持久地降低脂肪肝患者的血清氨基转移酶。

当然,如果患者对氨基转移酶升高心理负担过重,或氨基转移酶显著升高,可以考虑短期内加用垂盆草、联苯双酯等降低血清氨基转移酶的药物。其目的不在药物本身,而是利用患者迷信药物的心理状态,来巩固患者长期坚持综合治疗的信心和决心。

如何从肠道入手治疗脂肪肝

胃肠道微生态系统是人体最大的微生态系统,含有人体最大的储菌库和内毒素池,菌种达 500 余种,重量约 1 000 g。正常人肠道菌群主要在大肠和远端回肠,而胃、十二指肠、空肠及近端回肠仅存在少量细菌,且主要为需氧的革兰阳性球菌。如果上段小肠需氧细菌数目超过 105/ml,称为细菌过度繁殖。肠道内毒素含量也极高,主要由肠道革兰阴性菌产生。

肠道源性物质通过门静脉进入体内。肝脏作为门静脉的首过器官,其与肠道微生态不仅在解剖上,而且在功能上都有着密切的联系。大量研究显示,胃肠道微生态的失衡与重症肝炎和肝硬化及其并发症的发展密切相关,改善肠道微生态是肝病治疗不可缺少的方面。近来研究则显示,肠道微生态的失衡在酒精性肝病和非酒精性脂肪性肝病的发病中也起着重要作用,净化肠道、减少肠源性内毒素吸收的抗生素、益生菌和乳果糖等药物对酒精性肝病和非酒精性脂肪性肝病也有一定的治疗作用。

无论是急性酗酒抑或慢性嗜酒者,内毒素血症的发生率均明显增高,并且随着酒精性肝病从脂肪肝向肝炎、肝硬化进展,血清内毒素浓度也逐步升高。无论是人类或动物,口服乳酸杆菌或抗生素则可使乙醇(酒精)诱导的内毒素血症减轻或消失,肝病也有明显好转,表明酒精性肝病的内毒素血症来自肠道,并在酒精性肝病的发病中起重要作用。

许多特殊情况也可以引起脂肪肝,其中一部分也与肠道菌群紊乱和(或)肠源性内毒素血症有关。比如,在全胃肠外营养情况下,由于缺乏食物刺激,肠道蠕动减少,肠黏膜萎缩,肠道免疫力下降,细菌过度生长并发生肠源性内毒素血症,因此脂肪性肝炎的发生率很高。口服抗生素净化肠道或补充谷氨酰胺营养

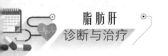

肠黏膜细胞可以明显改善全胃肠外营养相关的肝脏病变。

20 世纪 60 年代中后期,国外开始采用小肠旁路术治疗病态性肥胖。此类手术减肥效果明显,可使增高的体重下降 60% 甚至 80% 以上,但手术的死亡率高达 1% 以上,且并发症众多,肝脏表现与酒精性肝病相似,主要为脂肪性肝炎,有时还可进展为肝硬化,甚至导致肝功能衰竭。目前认为,手术后废用的肠襻内细菌过度生长及其继发肠源性内毒素血症是导致小肠旁路术后肝脏损害的重要原因。

相对而言,肥胖、糖尿病等相关的原发性非酒精性脂肪肝是近年来才被重视的一种肝病。目前认为,原发性非酒精性脂肪肝与糖尿病、冠心病、高血压等疾病一样也属于代谢综合征,其共同的发病机制可能是胰岛素抵抗。但是,肠道微生态改变也在原发性非酒精性脂肪肝的发病中起了作用。

2001 年,澳大利亚学者研究了 22 例非酒精性脂肪性肝炎患者以及 23 例对照者。14C-D 木糖和乳果糖呼气试验显示 50% 的非酒精性脂肪性肝炎患者存在小肠细菌过度生长,而对照组只有 22% 有此现象。此后又有数项报道支持这一发现。动物实验也显示,口服益生菌或乳果糖,的确可使大鼠或小鼠的非酒精性脂肪性肝炎得到明显改善。

综合上述研究,可以看出肠道微生态无论与酒精性肝病抑或非酒精性脂肪肝都有着密切联系,所以调整肠道微生态也是脂肪肝的治疗方法之一。事实上,临床许多脂肪肝患者都有便秘、腹胀、腹泻、肠道产气过多等表现。对于伴有便秘的脂肪肝患者,胆宁片是一个不错的选择。胆宁片不仅有保肝利胆的作用,而且其中含有的大黄还可以通便。但需要注意的是,胆宁片要从小剂量开始服用,逐渐加量,以防出现腹泻。而那些腹胀明显的脂肪肝患者,可以选择肠道动力药物如莫沙比利等,此类药物可以促进肠道蠕动,保持肠道正常的运动功能。如果平时常有大便溏薄,每日大便数次,可能存在肠道菌群的紊乱,此时各种益生菌,如双歧杆菌、乳酸杆菌等,往往有不错的效果。当然,益生菌具有双向调节功能,不仅可以治疗腹泻,对于腹胀、肠道产气过多、便秘等肠道症状也有一定的疗效。据近年来对脂肪肝患者的临床观察,调整肠道微生态,不仅可以缓解患者的胃肠道症状,还有助于改善患者的脂肪肝,所以治疗脂肪肝可以从肠道入手。

病毒性肝炎合并非酒精性脂肪肝怎么办

非酒精性脂肪肝与病毒性肝炎是当今中国社会最常见的两种肝病。

目前已明确的病毒性肝炎至少包括甲、乙、丙、丁、戊 5 种。研究证实,丙型和丁型肝炎病毒感染可通过影响血液和肝脏脂质代谢,直接导致高脂血症和脂肪肝,这就称为肝炎性脂肪肝。大约 63%～70%的慢性丙型肝炎患者病理上表现为肝细胞显著的脂肪变性和炎症。

尽管肝炎病毒可导致脂肪肝,但伴随的肥胖及糖尿病与其脂肪肝的关系常比病毒本身更为重要。病毒性肝炎合并脂肪

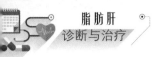
患者其肥胖和脂肪肝可能在肝炎病毒感染前就存在,也可能与病毒性肝炎病程中新发的体重超重和肥胖有关。病毒性肝炎患者肝脏利用脂肪的能力低下,在体内脂肪轻度增加时即可导致肝细胞脂肪变性。在此基础上,肝炎治疗时长期静脉注射葡萄糖,采用高热量高糖饮食,过分限制体力活动,使短期内体重增加并发生脂肪肝,称为肝炎后脂肪肝。比如慢性乙型肝炎患者合并脂肪肝,部分患者除体重和腰围增加外无明显症状,部分表现为原有肝炎症状加重。有的患者因脂肪肝肝脏体积增大,肝包膜伸张而肝区疼痛加重,往往误认为肝炎本身恶化,因而更加限制活动、增加营养,结果形成恶性循环。实验室检查,可见轻至中度血清氨基转移酶升高,伴血脂和尿酸升高及糖耐量异常等。

临床上更多见的是无症状性乙型肝炎病毒(HBV)携带者合并脂肪肝临床症状、肝功能异常和肝组织学改变,其主要由脂肪肝所致,而与病毒感染无关。患者往往体重超重,或近期内体重明显增加,伴血脂、血糖、尿酸增高,而肝炎病毒现症感染指标可为阴性。控制体重可使肝脂肪沉积减轻、血清氨基转移酶改善。一般每降低1%体重可使血清 ALT 下降 8.3%,减重 10%可使ALT 恢复正常。

根据以上不同的临床类型,病毒性肝炎合并非酒精性脂肪肝的治疗也有所不同。对于病毒性肝炎导致脂肪肝的,需按病毒性肝炎常规处理;对于病毒性肝炎合并脂肪肝的,应兼顾防治病毒性肝炎和脂肪肝,建议先通过控制体重、改善胰岛素抵抗和降低血糖等措施治疗脂肪肝,其后再考虑是否需要进行正规抗病毒治疗,因为肥胖和肝细胞脂肪变性可能会影响抗病毒治疗的效果;对于肝炎病毒携带者合并脂肪肝,治疗重点为脂肪肝及其伴随的代谢综合征,多数患者无须抗病毒治疗。

病毒性肝炎合并酒精性肝病怎么办

临床上,酒精性肝病常与乙型或丙型肝炎合并存在,起到叠加致病的作用。在病毒性肝炎的基础上饮酒,或酒精性肝病患者并发肝炎病毒感染,都可加速肝病的进展,患者更易发展为失代偿期肝硬化和肝癌。这种饮酒与肝炎的相关性在丙型肝炎病毒(HCV)感染中尤为显著。笔者认为,乙型肝炎病毒血清学标记物阳性的嗜酒者慢性肝损伤可分为3种情况。

1. **酒精性肝病合并亚临床肝炎病毒感染**

患者符合酒精性肝病的诊断标准,其肝炎病毒现症感染或病毒活跃复制的指标,如 HBeAg、HBV-DNA 等为阴性。肝功能改变以 γ 谷氨酰转肽酶(γGT)升高为主,AST 和 ALT 轻至中度增高,AST/ALT>2。戒酒 4 周后临床和血清酶学指标明显改善。当然,重型酒精性肝炎、肝硬化和合并肝细胞癌者例外。

2. **非过量饮酒者慢性病毒性肝炎**

即饮酒者发生慢性病毒性肝炎,血清肝炎病毒现症感染指标阳性且病毒复制活跃,肝功能损害中 ALT 升高常较 AST 明显,AST/ALT<1,γGT 改变不明显。在饮酒史方面,患者可能既往饮酒,但现在已戒酒半年以上,或每周饮酒量小于 210 g,饮酒史小于 5 年,但戒酒对病情和肝功能改变并无明显影响。

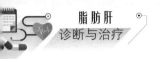

3. 酒精性肝病合并慢性病毒性肝炎

此即真正意义上的"乙醇＋病毒性"肝病。患者有长期大量饮酒史,同时肝炎病毒现症感染指标阳性,肝功能改变表现为ALT、AST 和 γGT 升高,AST/ALT 在 1 左右,戒酒 4 周后ALT、AST<120 U/L,或降至原先的 70%,但不能恢复到正常水平,γGT 明显下降,但也较难恢复正常。当"嗜酒和病毒感染"因素合并存在,共同导致肝损伤时,去除任何一个因素都不足以阻止肝病的进展。

鉴于肝炎病毒感染和酒精中毒为肝细胞损伤的两大主要病因,因此对于慢性肝炎患者应进行酒精性肝病和 HBV、HCV感染指标的筛查,并需获得详细的饮酒资料。任何饮酒量超过每天 80 g 的患者,其肝病病因均应高度怀疑酒精中毒的可能。尽管饮酒量低于每天 40 g 的人发生酒精性肝病的危险性相对较小,但对于每日饮酒 20～40 g 的患者如并存其他危险因素(女性、HCV 感染等),也应谨慎考虑酒精源性肝损害的可能。

慢性病毒性肝炎合并酒精性肝病的治疗方法与单纯性酒精性肝病基本相似,但原则上不能用糖皮质激素(常被用来治疗酒精性肝炎),因其可能诱导病毒复制导致肝炎活动加剧,并强调在彻底戒酒一段时间后方可考虑进行抗病毒治疗。

对于酒精性肝病合并慢性 HBV 或 HCV 感染者,一般只需进行戒酒和营养支持等治疗,多数患者肝功能损害可逆转,甚至血清 HCV 复制也会减轻或消失,从而不需要抗病毒治疗。只有在患者彻底戒酒后仍有肝功能异常和病毒活跃复制征象时,才考虑干扰素、核苷类似物等抗病毒治疗。

中医学如何看待脂肪肝

脂肪肝以右胁疼痛、不适、倦怠乏力等为主要临床特征。属中医学"胁痛""肝着""肝壅""痰浊""瘀血"等范畴。中医学虽无脂肪肝的病名，但对其病因病机、症状表现很早就有论述。中医学理论认为本病肝脏以痰湿内停、瘀阻气滞为主要病机。多因饮食失调、肝气郁结、湿热蕴结、中毒等致病。病位主要在肝脏，涉及脾、胃、胆。主要病理产物为痰饮、瘀血，且多兼夹出现。临证治疗宜标本兼治，以确定祛邪扶正以孰为主。

中医药治疗脂肪性肝病最大的优点是多靶点、全方位作用且不良反应小，因而具有广泛的应用和开发前景。迄今国内外还没有一种疗效确切，可适用于各种脂肪肝的中药方剂。一些广告上介绍的所谓治疗脂肪肝的特效中成药，这些药方均未经过严格的临床试验验证，效果并不可靠。此外，长期大剂量服用中药，特别是中药复方，也会导致肝肾功能损害等药源性疾病。

严格地说，任何类型任何阶段的脂肪肝都应治疗，但因中药煎服不便（目前尚无明确有效的中成药），无症状的单纯性脂肪肝患者难以坚持服药，故中医药治疗适应证是伴有症状的单纯性脂肪肝以及脂肪性肝炎，脂肪性肝硬化则需抗肝纤维化治疗和按"积聚"或"鼓胀"辨证施治。一般而言，多数患者服中药1～2周后右胁疼痛等症状可以得到缓解，而要达到临床治愈，单纯性脂肪肝者需要3～6个月，脂肪性肝炎则需要治疗半年到1年。

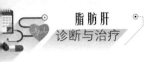

中西医结合治疗是脂肪肝治疗的良好途径吗

脂肪肝的中西医结合治疗要辨病与辨证相结合。首先要了解脂肪肝的疾病阶段,分析可采用的西医治疗手段,如属肥胖型的脂肪性肝炎,要在饮食控制、加强运动基础上,分析如何控制炎症和减肥。而通过望、闻、问、切,根据患者的症状、体征等表现,分析患者的"证型"属于哪一类(如常见的有肝胆湿热、肝郁脾虚、肝肾阴虚、气滞血瘀、痰湿瘀阻等),采用相应的"对证治疗"。无论是中药汤剂还是中成药都需遵循辨证论治的原则。

如何辨证施治脂肪肝

脂肪肝一般以肝脏肿大、肝区隐痛不适、体型肥胖、舌质淡红、舌苔白腻等症状为主。临证之时首先辨别虚实主次,若见体型肥胖、倦怠乏力、纳差腹胀等为虚证;若见肝区疼痛、胀满不适、舌质紫暗、苔白腻则为实证。治疗以标本兼顾为要,同时注意利湿化痰、活血化瘀。临床上,中医对脂肪肝的治疗主要有5种辨证分型方法。

(1)脾虚痰湿型:主证为神疲乏力,面色萎黄或虚浮,纳呆恶心,腹胀便溏,舌淡胖或有齿痕,苔白腻,脉细。治宜健脾化湿,可用参苓白术散加减。

（2）肝郁气滞型：主证为右胁胀满或胀痛，嗳气，情志不畅时症状加重，舌淡红，苔薄白，脉弦。治宜疏肝理气，可用柴胡疏肝散加减。

（3）湿热蕴结型：主证为右胁不适或胀痛，口干苦，甚者面红目赤，舌红，苔黄腻，脉数。治宜清热化湿，代表方为龙胆泻肝汤加减。

（4）瘀阻血络型：主证为右胁刺痛，舌暗或紫暗或有瘀斑，脉细弦。治宜活血化瘀通络，代表方为复元活血汤加减。

（5）肝肾亏虚型：主证为右胁隐痛，面部或眼眶晦暗，腰膝酸软，头昏眼花，舌苔薄或少苔，脉细弱。治宜补益肝肾，代表方为六味地黄丸加减。

以上5种基本分型，只是为了阐述方便而设。临床所见病例变化万端，最多的是脾虚痰湿型，且常与其他4型相杂兼存，但是无论证型相兼有多复杂，总有主次之分，故临床遣方，应以为主证型的治法为要，兼顾其他。

得益于影像学技术的进步，相当数量的患病人群诊断脂肪肝时，尚处于亚健康状态，常无证可辨。施治时可主要参考舌象以确定证型选用基本方，加用下列有保肝降脂抗氧化作用的中药：郁金、泽泻、虎杖、姜黄、决明子、生山楂、丹参、桃仁等。

中药对脂肪肝的防治有益吗

脂肪性肝病，常与高脂血症、高血压、糖尿病等伴发，是一种复杂的、整体性的代谢性疾病。一般认为，西药单靶点的治疗针对复

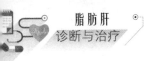
杂性疾病取效难度较高。而中药复方的特点是整体观念和辨证论治,其多成分多途径的药理作用与脂肪肝发病的复杂机制是相吻合的,因此中医药在脂肪肝的临床治疗中具有独特的优势。

事实上,我国临床实践中,大部分患者接受中医药的治疗。中药整体性治疗,还可以使脂肪肝改善的同时部分改善相关疾病。只要运用合理,辨证施治准确,中药对脂肪肝的防治疗效是肯定的。其临床效应:一是改善症状作用明显;二是保肝降酶效应显著;三是长期治疗多数可以逆转脂肪肝。

哪些中药可以减肥降脂

动物实验及临床研究发现,许多单味中药制剂及其复方有不同程度的减肥降脂和防治脂肪肝的作用。常用的有如下几种。

(1) 决明子:功能为清热明目、润肠通便。药理试验表明有降压、降血脂、减肥、抑菌等作用。决明子为药食两用之品,民间炒后泡茶饮,有轻泻作用,可干扰脂肪与糖类的吸收,为减肥最常用药物之一。

(2) 荷叶:功能为清热利湿。不良反应小,尤宜暑天减肥,可入汤剂或丸散或荷叶粥,适用于肥胖脾虚湿阻或胃热湿阻型患者。

(3) 泽泻:功能为利尿、清湿热,可减肥、降血脂、抗动脉粥样硬化和防治脂肪肝。适用于减肥而有胃热湿阻型者,体虚或热象不明显的患者需与其他中药配伍,以抑制其寒性。

(4) 茯苓:功能为利水消湿、健脾宁心。有利尿、防止肝细胞损伤、镇静和抗肿瘤等作用。肥胖而有水肿、尿少、脾虚及水湿停留或痰湿者均可用治。

（5）汉防己：功能为利水消肿、祛风止痛。适用于水湿水肿之肥胖患者，尤其是老年肥胖或更年期肥胖妇女伴高血压、脂肪肝、关节疼痛者。

（6）黄芪：减肥方中常用黄芪，以作补气健脾利湿之用。尤其适合中老年肥胖患者或合并有冠心病、糖尿病、肾脏病之肥胖患者使用。

（7）绞股蓝：含多种对人体有益的皂苷、维生素和氨基酸。研究表明，绞股蓝活性成分具有降血脂、降血糖、抗肿瘤、抗衰老、保护肝脏及增强机体免疫功能等作用。对高脂血症、高血压、冠心病等心血管系统疾患、糖尿病、肿瘤等病症具有良好的防治效果。

（8）大黄：大黄含有两种相反的成分——蒽醌衍生物的苷类和鞣酸及其相关物质。前者能刺激肠蠕动而导致泻下，后者则有收敛作用而能止泻。它在生用、大量、短煎的情况下有泻下性能，但在制用、小量、久煎的情况下，泻下性能减弱，同时出现止泻性能。大黄有清热解毒、抗菌消炎、泻火凉血、利胆退黄、行瘀破积、降压止血之功效。大黄醇提取物有明显降低大鼠血清胆固醇的作用，而大黄多糖可使高脂饮食诱导的高脂血症小鼠血清和肝脏中总胆固醇和甘油三酯的含量明显降低。

（9）山楂：含多种维生素、酒石酸、柠檬酸、山楂酸、苹果酸等，还含有黄酮类、内酯、糖类、蛋白质、脂肪和钙、磷、铁等矿物质，所含的解脂酶能促进脂肪类食物的消化。促进胃液分泌和

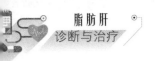

增加胃内酶素等功能。山楂具有消积化滞、收敛止痢、活血化瘀等功效。主治饮食积滞、胸膈痞满、疝气血瘀闭经等。山楂中含有山萜类及黄酮类成分,具有显著的扩张血管及降压作用,有增强心肌、抗心律不齐、调节血脂及胆固醇含量的功效。

哪些中药有兼顾降血脂和促进肝内脂肪消退的作用

通过体外动物实验的现代药理研究证实,许多单味中药具有良好的抗脂肪肝功效。人参、姜黄、大蒜、枸杞子、柴胡、生山楂、泽泻、赤芍、草决明、丹参、何首乌、黄精、黄芩和大黄等活血类药物均有降血脂、调整肝脏脂肪代谢的作用。穿山甲、金牡蛎、炙鳖甲等软坚散结的中药则具抗肝纤维化、回缩肝脾的功效。

青黛、菊花、草决明、黄芩、大青叶、板蓝根、虎杖、白花蛇舌草等清热解毒的中药可消炎保肝,降低血清氨基转移酶。金牡蛎及其提取物——牛磺酸具有降血脂、保护肝细胞、促进肝内脂肪消退的功效。因此,在中医辨证论治的基础上,根据患者辅助检查结果,适当加用这些药物,可能有助于降血脂和促进肝内脂肪沉积消退。

各种临床方剂治疗脂肪肝的效果如何

临床上,酒精性肝炎、非酒精性脂肪性肝炎、肝炎后脂肪肝可用小柴胡汤为主的柴胡制剂加桂枝茯苓丸等活血祛湿剂治疗,具体可根据虚实辨证论治。

实证以大柴胡汤为主方,可并用桃核承气汤活血祛瘀,茵陈蒿汤、三黄泻心汤清热利湿解毒。

虚实夹杂证以小柴胡汤或柴胡桂枝汤为主方,活血祛瘀并用桂枝茯苓丸,清热利湿并用茵陈蒿汤、茵陈五苓汤或黄连解毒汤。

虚证则以加味逍遥散,柴胡桂枝干姜汤为主方,活血祛瘀并用当归芍药散或四物汤,补肾则并用六味丸或六味地黄丸。

患者如合并腹腔积液或下肢水肿可加用柴苓汤(即小柴胡汤和五苓散合方而成,适用于半里半表证)、五苓散或茵陈五苓散。

理论上,中医中药防治脂肪肝,必须根据不同的病因、病理阶段和不同作用环节以及患者具体征象而辨证论治,且有必要建立有关脂肪肝中西医诊断及疗效判断的统一标准,并合理设计对照组和样本量及疗程,以便能客观评判中药治疗脂肪肝的疗效及安全性。遗憾的是,尽管中医药以及中西医结合治疗脂肪肝的临床报道众多,但所有的研究均非严格的临床试验,因此研究结果的可靠性及重复性较差。

哪些中成药可以辅助治疗脂肪肝

国内用于治疗脂肪肝的中成药众多,其中不乏疗效显著者,但大多数为各地院内制剂,具体效果及安全性有待临床验证。

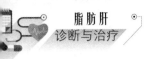

以下是两个临床比较成熟的药物。

(1) 胆宁片:主要由大黄、虎杖、青皮、陈皮等组成,动物实验研究发现该药具有消炎、利胆、防石、溶石、降低胆固醇和抗肝脂肪变性,以及清除自由基的功效。临床上,该药可疏肝利胆、清热通下,除用于肝郁气滞型的慢性胆囊炎、胆石症患者外,对肥胖、高脂血症性脂肪肝患者也有良好效果。证见右中上腹隐隐作痛,胃纳欠佳、食入作胀、嗳气、便秘,舌苔薄腻、脉平或弦。餐后口服,1 次 5 片,每日 3 次。疗程一般在 3～6 个月以上,最好连续服用 1～2 年,这样可能取得理想的防治脂肪肝和胆结石的疗效。最常见的不良反应为腹泻,建议开始服用时每次 3 片,这样对大便的影响较小,1～2 周后当机体适应了本药,可逐渐加量至每次 5 片。小部分患者对大黄敏感性过高,每日排便次数过多,影响生活质量,则需要停药。

(2) 血脂康:中药红曲制剂血脂康,除含有洛伐他丁外,还含有不饱和脂肪酸等物质,在降低血清总胆固醇的同时,还能降低甘油三酯和升高高密度脂蛋白胆固醇,体现了中药综合治疗,多靶点作用的优势。作为天然药物,血脂康的临床应用表明副作用较小。国内的临床研究发现,该药具有良好的降血脂和改善肝内脂肪沉积功效。用法:每次 2 粒或 0.6 g,每日 2 次。

中药治疗脂肪肝是不是绝对安全

我们常常听到有人说,"西药有毒副作用,中药安全无害",

其实不然。尽管中草药与化学药品相比较,具有药性平和、不良反应小的优点,但是中草药的使用也并非绝对安全。俗话说,是药三分毒,大凡有毒副作用的中药,大多作用强烈,用之不当极易导致中毒,严重者可危及生命。事实上,美国、中国香港等已将有毒副作用的中药,如牛黄、朱砂之类列入禁药范畴。

近年来,随着中草药剂型改革和有效成分的提取,扩大了给药途径和使用范围,故由中草药制剂引起不良反应的临床报道屡见不鲜。例如:附子引起发热、麻木、发汗;大黄引起胃肠功能障碍;小柴胡汤除引起间质性肺炎外,也可导致肝功能恶化。中药引起肝肾功能衰竭的报道也常见于文献,想必大家还记得数年前中药"龙胆泻肝丸"导致许多患者慢性肾功能衰竭的事件。龙胆泻肝丸本是传统的清热祛湿中成药,但现代医学研究表明,其主要成分之一的关木通含有马兜铃酸,而长期小剂量服用含马兜铃酸药物,可以导致间质性肾病、慢性肾衰竭,虽然起病隐匿,病程进展缓慢,但临床后果十分严重并且不可逆转。除了关木通外,广防己、青木香、马兜铃、天仙藤、朱砂等中药也含有马兜铃酸。国外还将马兜铃酸引起的肾病称之为"中草药肾病"。

因此,无论是动物实验还是临床试验,均应加强中药,特别是中药复方不良反应的观察,必须高度重视中药对机体可能的毒副作用,以减少药源性疾病的发生。脂肪肝患者使用中草药同样要严格掌握适应证,避免滥用,偏方、验方也应在医师指导下正确使用,纠正"中草药药性平和,无不良反应,不会中毒"的错误看法。

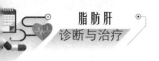

脂肪肝饮食治疗的目标是什么

　　脂肪性肝病的饮食治疗是近年来在饮食和营养研究的基础上开发出的饮食疗法之一。它通过合理的膳食种类及数量,既保证儿童及青少年患者的生长发育,维持成年人正常的体力和劳动力,又最大限度地控制脂肪肝及其基础疾病。饮食治疗是绝大多数慢性脂肪肝患者最基本的治疗方法,也是预防和控制脂肪肝进展的重要措施。

　　流行病学研究表明,脂肪肝的发生与饮食结构不合理及营养失衡密切相关。科学合理的饮食方案在肥胖性脂肪肝、糖尿病性脂肪肝、营养不良性脂肪肝、肝炎后脂肪肝、高脂血症性脂肪肝以及酒精性肝病的防治中起着十分重要的作用。

　　脂肪肝患者饮食治疗的目标主要有:①尽可能使患者体重、血脂和血糖维持在正常范围之内;②消除或减轻肝脏脂肪沉积;③防止低血糖、酮症酸中毒、肝性脑病等急性并发症;④防止或改善肝脏、心血管、肾脏等器官的慢性并发症;⑤尽可能保持重要营养物质的需要量,以维持机体的正常生长发育和日常生活工作的需要。

脂肪肝饮食治疗的基本原则有哪些

　　脂肪肝饮食治疗的原则主要为高蛋白、适量热量摄取、低脂肪、适量碳水化合物、充足维生素,并补充食物纤维和矿物质,以及戒酒和改变不良饮食习惯,提倡运动治疗和行为修正治疗同时进行。

　　脂肪肝饮食治疗应根据患者的理想目标体重,正确调整每日热量摄入和科学分配各种营养要素,并坚持合理的饮食制度。瘦肉、鱼类、蛋清及新鲜蔬菜等富含亲脂性物质的膳食,有助于促进肝内脂肪消退,高纤维素类的食物有助于增加饱腹感及控制血糖和血脂,对于营养过剩性脂肪肝尤其重要。需要注意的是,脂肪肝患者饮食中仍需含适量的脂肪,并适当注意控制糖类的摄入。因为适量的脂肪摄入为人体健康所必需,即使完全不摄入含有脂肪的食物,机体仍可利用糖类及氨基酸前身物质合成脂肪;当机体摄入过多糖类,特别是富含单糖或双糖的甜食,可增加胰岛素的分泌,促进糖转化为脂肪。对于酒精性肝病、恶性营养不良和蛋白质热量营养不良引起的脂肪肝以及脂肪性肝硬化特别应强调补充足够优质蛋白质及热量的营养支持疗法。总之,根据患者不同的病因来制订具体的饮食治疗方案。

如何计算理想目标体重

　　脂肪肝患者恰当的一日摄取的热量应既能维持自身理想体重,又能满足生活的需要。因此,在制订饮食治疗方案前,应明确脂肪肝患者的理想体重,即目标标准体重。国外学者根据大量数据总结了一些标准体重的推算公式,其中以 Broca 法最简便、实用。即对身高 160 cm 以上者:

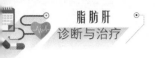
标准体重(kg)＝身高(cm)－100。

我国和日本等亚洲国家根据具体情况将上述公式作了修正：

标准体重(kg)＝身高(cm)－105,或者

标准体重(kg)＝[身高(cm)－100]×0.9;

身高 160 cm 以下者：

标准体重(kg)＝身高(cm)－100;

2～12 岁儿童：

标准体重(kg)＝年龄×2＋8。

人体的理想体重判断是以肥胖度[(实际体重－标准体重)/标准体重×100％]为依据。肥胖度在±10％范围均属正常,此时机体对胰岛素的敏感性最高。肥胖度大于 10％为超重,肥胖度大于 20％为肥胖,此时胰岛素的敏感性将明显下降。因此,脂肪肝患者合适的理想体重为肥胖度 0％～10％。当然对于具体患者来说,最好以改善脂肪肝伴随的血脂、血糖、胰岛素抵抗等效果作为指标,恰当地设定。

怎样控制饮食总热量的摄入

正如电脑要耗电,卡车要耗油,人体的日常活动也要消耗热量。热量除了供给人在从事运动、日常工作和生活所需要的能量外,同样也提供人体生命活动所需要的能量,比如血液循环、呼吸、消化吸收等。

热量的来源为食物中的碳水化合物(糖类)、脂肪和蛋白质。人体对热量的需要量与年龄、性别、工作性质和生活方式有关。研究表明,提供能量的食物摄取量比食物的种类对人体体重和餐后胰岛素分泌的影响更大。过高的热量摄入可使机体脂肪合成增多,加速肝细胞脂肪变性。因此,合理控制每日热量的摄入是脂肪肝饮食治疗的首要原则。脂肪肝患者适宜的每日热量摄入应能满足其工作、生活的需要量,但不能超过自身需要量。

一般来说,成人每日需要的热量＝人体基础代谢所需的热量＋食物消化所需要的热量＋体力活动所需要的热量。人体每日摄入的总热量应根据个体的理想体重、生理条件、工作性质和生活方式而定。以从事轻体力劳动或脑力劳动的成人为例,每日所需的热量为标准体重者每千克体重 125.52 kJ(30 kcal),超重和肥胖者每千克体重 83.68～104.6 kJ(20～25 kcal),体型消瘦者每千克体重 146.44 kJ(35 kcal)。年轻人和中度以上体力劳动时,应随之增加每日所需热量,具体见下表(表 1)。

表 1　不同体型/劳动强度热量需要[kcal(kg·d)]

劳动强度	消瘦	正常	肥胖
卧床休息	20～25	15～20	15
脑力/轻度体力劳动	35	25～30	20～25
中度体力劳动	40	35	30
重度体力劳动	40～45	40	35

需要注意的是,无论是肥胖者还是消瘦者所需热量均应按标准体重计算。即每日摄入的总热量＝每千克体重所需的热量×标准体重。标准体重的计算方法前面已提及。

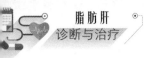
妊娠、哺乳期妇女应适当增加胎儿发育和哺乳所需热量，在妊娠后半期和哺乳中每日所需热量，分别为每千克体重146.44 kJ(35 kcal)和125.52～146.44 kJ(30～35 kcal)。儿童由于生长发育所需，热量摄入也要相应增加，1岁以下每千克体重481.4 kJ(100 kcal)，1～5岁每千克体重292.88 kJ(70 kcal)，5～10岁每千克体重251.04 kJ(60 kcal)，10～15岁每千克体重209.2 kJ(50 kcal)。

饮食中的三大营养物质如何合理分配

在人类所进食的营养要素中，可提供热量的有3种：糖类(碳水化合物)、蛋白质和脂肪，所以这3种营养素也被称为产热营养素。热量的单位用千卡(kcal)或千焦耳(kJ)来表示(1 kcal＝4.184 kJ)，1 g碳水化合物产热量16.8 kJ(4 kcal)，1 g蛋白质产热量16.8 kJ(4 kcal)，1 g脂肪产热量37.8 kJ(9 kcal)。

计算每日所需热量后，再根据不同食物所含热量的多少，合理分配碳水化合物、蛋白质和脂肪的比值。在总热量一定的情况下，脂肪肝患者应坚持高蛋白、低脂肪和适量碳水化合物的饮食。

蛋白质提供的热量一般应占总热量的15％～20％。一个正常的成年人，每日每千克体重需要蛋白质1.0～1.5 g，其中1/3以上应该为优质动物蛋白质。孕妇、乳母、营养不良以及有消耗性疾病的患者可加至1.5～2.0 g。小儿因为生长发育的需要，每日每千克体重为 2～4 g。

在均衡合理的饮食中,脂肪所提供的热量应小于总热量的20％～25％。成年人每日每千克体重所需的脂肪为 0.4～0.8 g,包括食物中所含脂肪即烹饪油在内,每日胆固醇摄入一般控制在300 mg左右。

碳水化合物应占总热量的 50％～60％,即每日进食 200～350 g 或更多。

计算热量的分配时,首先要安排蛋白质和脂肪的量,然后用碳水化合物补足总热量。即使伴有糖尿病的脂肪肝患者,碳水化合物的摄入量也不应低于50％。

如何计算饮食中三大营养物质的实际摄入量

举例如下:某男,身高 175 cm,体重 75 kg,职业为会计,轻体力劳动。

(1) 计算标准体重＝175－105＝70(kg)

(2) 计算每日所需热量＝70×30(kcal)＝2 100(kcal)≈8 786.4(kJ)

(3) 计算蛋白质的量,以每千克体重 1.0 g 计算,则需要蛋白质＝70×1.2＝84 g,提供热量＝84×4＝336(kcal)＝1 405.8(kJ)

(4) 计算脂肪的量,以每千克体重 0.6 g 计算,则需要脂肪＝70×0.6＝42 g,提供热量＝42×9＝378(kcal)≈1 581.6(kJ)

(5) 计算碳水化合物的量,其所提供的热量＝2 100－

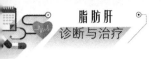
$336-378=1\ 386(\text{kcal})=5\ 799.02(\text{kJ})$，折合碳水化合物的量$=1\ 386/4=346.5(\text{g})$

为什么脂肪肝患者需要平衡膳食

任何一种食物都无法含有所有营养素，只有通过多种食物混合才能达到营养齐全。食物品种多样化是获得全面营养的必要条件。平衡膳食的要点：主食粗细粮搭配，副食荤素菜搭配，勿挑食，勿偏食。

每日应该摄入以下四大类食品：谷薯类、菜果类、肉蛋类和油脂类。谷薯类包括米、面、玉米、红薯，主要含有碳水化合物、蛋白质和B族维生素。菜果类富含维生素、矿物质及膳食纤维。肉蛋类主要为人体提供蛋白质、脂肪、矿物质和维生素。油脂类包括油脂、硬果类食物，能够为人体提供脂肪以及脂溶性维生素。

主食类食品是碳水化合物中的一种，单糖、双糖、糖醇（低聚糖）和多糖。多糖如米饭、面粉、土豆等食物中的淀粉不会使血糖急剧增加，并且体积大，饱腹感强，应该作为身体的主要来源，主食类食品提供的热量应占每日总热量的50%～60%。

脂肪是美味佳肴的创造者，脂肪热量密度高，不经意间就会摄入过多热量，有些脂肪是看得见的，而有些脂肪是看不见的，后者尤其要引起重视。过多摄入脂肪会产生过多的热量，不仅与心脑血管疾病的发生密切相关，还可能影响身体内胰岛素的活性,并使血糖升高。在平衡膳食中,脂肪提供的热量应低于全天总热量的 30%。

蛋白质提供的热能占全天总热量的 10%～20%,成人标准体重每天每千克体重 0.8～1 g,日总量为 50～70 g;消瘦者每天每千克体重 1～1.2 g;孕妇、乳母每天每千克体重 1.5 g,儿童每天每千克体重 1 g,肾功能不全者每天每千克体重 0.8 g。蛋白质来源动物类蛋白与植物类蛋白各占 50%。

膳食纤维也是多糖的一种,由于其在胃肠道不被消化吸收而不产生热量,膳食纤维的主要功效为降血糖、降血脂、保持大便通畅并减少饥饿感,脂肪肝患者应增加每日膳食纤维的摄入,约为 25～30 g。

平衡膳食还要增加维生素和矿物质的摄入。富含 B 族维生素的食物有粗粮、干豆、蛋类、绿叶蔬菜;富含维生素 C 的食物有新鲜蔬菜、水果;富含钙质的食物有牛奶、豆制品、海产品。但有一点要注意,要控制钠盐的摄入,每天应限制在 6～8 g,如果并发高血压则每天摄入量应小于 5 g。

如何按照食品交换份来安排每日膳食

食品交换份,是将食物按照来源、性质分成几类。每份同类食物在一定重量内所含的蛋白质、脂肪、碳水化合物和热量相似。每份不同类食物间所提供的热量也是相同的。

利用食品交换份安排膳食方便灵活,易于掌握,便于了解和

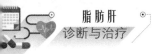

控制总热量,并可以做到食品种类多样化,详见表2。

表 2　常见食品交换份表

组　别	类　别	每份重量 (g)	热量 (kcal)	蛋白质 (g)	脂肪 (g)	碳水化合物 (g)
谷薯类	谷薯类	25	90	2.0		20.0
菜果类	蔬菜类	500	90	5.0		17.0
	水果类	200	90	1.0		21.0
肉蛋类	大豆类	25	90	9.0	4.0	4.0
	奶制品类	160	90	5.0	5.0	6.0
	肉蛋类	50	90	9.0	6.0	
油脂类	硬果类	15	90	1.0	7.0	2.0
	油脂类	10	90		10.0	

1 份可以提供 376.56 kJ(90 kcal)热量的谷薯类可以是馒头 30 g,或土豆 100 g,或挂面 25 g,或面包 35 g,或窝头 35 g,或大米饭 130 g 等。

1 份蔬菜可以是黄瓜 500 g,或青椒 350 g,或蒜苗 250 g,或油菜 500 g,或胡萝卜 500 g,或番茄 500 g,或圆白菜 500 g 等。

1 份水果可以是苹果 200 g,或橘子 200 g,或梨 200 g,或西瓜 500 g,或香蕉 150 g 等。

1 份豆制品可以是腐竹 20 g,或大豆 25 g,或豆腐干 50 g,或北豆腐 100 g,或南豆腐 150 g,或豆浆 400 g 等。

1 份奶制品可以是奶粉 20 g,或奶酪 25 g,或牛奶 160 g,或无糖酸奶 130 g 等。

1 份肉蛋类可以是带壳鸡蛋 60 g,或瘦肉(猪、牛、羊)50 g,或兔肉 100 g,或鱼肉 80 g,或虾 100 g,或火腿 20 g 等。

1份油脂类可以是植物油10 ml(1勺),或猪油10 g,或黄油10 g等。

1份硬果类可以是核桃15 g(2个),或花生仁15 g,或杏仁25 g,或葵花籽25 g,或南瓜子40 g等。

脂肪肝患者可以根据自身的饮食习惯选择并交换食物,将食物安排至一日三餐中,就可以制定一份平衡的膳食。

脂肪肝患者是否应该限制碳水化合物摄食

糖类又称为碳水化合物。糖类又可分为简单糖(单糖、双糖)和复合糖(亦称多糖)。简单糖包括①单糖:葡萄糖、果糖、半乳糖等;②双糖:蔗糖、乳糖、麦芽糖、蜂蜜、糖浆以及白糖、红糖等糖制品;③复合糖(多糖)主要指淀粉类,包括米面、麦谷等粮食,以及薯类、山药等茎类植物。

碳水化合物的主要功能是提供能量,是人类最主要且最经济的热量来源。当其摄入过多时,导致热量过剩。过量的糖类本身可以直接转化为内源性甘油三酯,导致高脂血症、脂肪肝和肥胖。在热量相同的情况下,复合糖(多糖)可以使血清甘油三酯降低,而单糖和双糖等简单糖类却可使血脂升高。有趣的是,男性、老年人以及高脂血症患者,将简单糖类转化为脂肪的能力显著高于女性以及血脂正常者。

健康人从预防保健角度来说,每日每千克体重糖类的摄入量为4～6 g,占总热量的60%～70%。对于高甘油三酯血症和

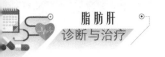

脂肪肝患者而言,糖类的摄入量应适当减少,但不低于总热量的50％。临床研究证明,如果糖尿病性脂肪肝患者多糖类主食限制太严格,患者就处于半饥饿状态,结果导致机体对胰岛素的敏感性降低,糖尿病病情反而难以得到满意控制,并易诱发低血糖和酮症。

脂肪肝患者糖类的热量应主要来自稻谷、各种蔬菜、水果等复杂易消化的多糖。尽可能少食富含单糖和双糖的食品,如精制糖类、蜂蜜、果汁、果酱、蜜饯和各类甜点心等,以促进肝内脂肪消退。甜叶菊的叶和茎含丰富的甜叶菊苷,甜度约为蔗糖的300倍,无毒、低热量,可作为脂肪肝患者天然食品添加剂,以防治肥胖、龋病(龋齿)和糖尿病。罗汉果中的甜味素甜味是蔗糖的200倍,而且耐冲泡,可作为糖尿病性脂肪肝患者的食疗饮料。

如何根据血糖指数选择主食的种类

血糖指数是个医学概念,通俗地说就是某种食物使血糖升高的能力。如果以进食同等质量的葡萄糖2小时后血糖升高的程度为100,那么各种常用主食的血糖指数分别如下。

(1) 血糖指数95～100:粳米、糯米、土豆、富强粉、南瓜粉、山药、高粱米。

(2) 血糖指数90～94:小米、籼米、绿豆、标准粉。

(3) 血糖指数85～89:绿豆粉、二合面、玉米面。

(4) 血糖指数80～84:燕麦片、荞麦面、三合面。

（5）血糖指数 75～79：莜麦面。

对于伴有糖尿病的脂肪肝患者，应选择血糖指数相对较低的主食，以期更好地控制餐后血糖。即使那些血糖水平尚正常的脂肪肝患者，专家也建议多食燕麦、荞麦、玉米等血糖指数较低的粗粮。因为脂肪肝的出现意味着机体处于胰岛素抵抗状态，不仅存在脂代谢紊乱，而且已经有糖代谢紊乱，只不过糖代谢的紊乱还在代偿阶段，没有表现为血糖的明显升高。

为什么"素食主义"有失偏颇

不少患者认为脂肪肝的饮食原则就是以素食为主，少吃荤的，其实这种想法有失偏颇。因为过分的以素食为主，往往会导致蛋白质摄入不足，而蛋白质的摄入不足可加剧肝脏内脂肪沉积。脂肪肝患者需要高蛋白质饮食，因为蛋白质包含许多的氨基酸，如甲硫氨酸、胱氨酸、色氨酸、苏氨酸、赖氨酸等都有抗脂肪肝的作用。高蛋白质饮食可提供胆碱、甲硫氨酸等抗脂肪肝因子，使脂肪变为脂蛋白，从而顺利地从肝脏运出，防止肝内脂肪浸润，同时有利于肝细胞功能的恢复和再生。并且蛋白质有较高的食物特殊动力作用，可刺激新陈代谢，适当提高蛋白质的质量，有利于减轻体重。因此，脂肪肝患者每日每千克体重需蛋白质 1.5 g 左右，约占总热量的 15%，但伴有糖尿病的脂肪肝患者，如果已经出现肾脏病变，则蛋白质的摄入量不宜过高，以减少肾脏的负担。

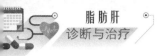

含有蛋白质的食物主要包括肉类、蛋类、豆类及豆制品、乳制品等。不同食物中蛋白质的含量及质量均有差异。在考虑蛋白质的摄入量时,还必须考虑摄入蛋白质的质量,即必需氨基酸的含量。若缺乏必需氨基酸,即使蛋白质量已足够多,机体内蛋白质的合成仍将小于蛋白质的分解,即机体处于负氮平衡。动物蛋白的必需氨基酸含量高,最好每日摄取的蛋白质 1/3 来源于动物,以保证机体的营养需要。因此,脂肪肝患者不能过分以素食为主,应兼顾动物蛋白质的摄入。

脂肪肝患者如何选择食物蛋白质的来源

由于豆类及豆制品等植物蛋白质的生物利用度低,脂肪肝患者又应该以富含必需氨基酸的动物蛋白质为主,如鱼类、瘦肉、牛奶、鸡蛋清等。有研究发现,兔肉富含 8 种必需氨基酸,而脂肪与胆固醇的含量很低,且脂肪又多为不饱和脂肪酸,为脂肪肝患者的理想食物。

流行病学研究表明,动物性蛋白质摄入量多的人群,高脂血症和冠心病的发病率比以植物蛋白质为主的人群明显增高。因此,从预防高脂血症和冠心病的角度考虑,一个人每天动物蛋白质的摄入量最好控制在蛋白质摄入总量的 30%～50%。对于那些因限制胆固醇而导致动物性蛋白质摄入量偏低的患者,应补充大豆蛋白质,特别是黄豆及黄豆制品,其原因为黄豆的蛋白质质量不亚于某些动物性蛋白质。

牛奶和奶制品含有丰富的蛋白质、乳酸、钙、各种维生素以及肉类中缺乏的磷脂,因此牛奶是脂肪肝患者的最佳保健食品之一。但是过多地使用奶和奶制品会诱发心、脑血管疾病,并且牛奶热量较高,饮用牛奶时若不适当减少其他食物,长期大量食用反可诱发肥胖和脂肪肝。可以酌情以脱脂或低脂牛奶代替全脂牛奶,以求降低其热量。

脂肪肝患者能吃脂肪吗

脂肪包括甘油三酯、磷脂等。脂肪是机体重要的热量来源,少量摄取即可产生较高的热量。脂肪还是人体结构的重要材料,是机体储存能量的最好形式。脂溶性维生素、细胞代谢、激素功效以及机体的防御功能均与脂肪的摄取、吸收有密切关系,尤其维生素 K 是肝脏合成蛋白质必需的辅助酶。脂肪中的必需脂肪酸参与磷脂的合成,能使脂肪从肝脏内运出,对预防脂肪肝有利。脂肪还有抑制肝脏合成脂肪酸的作用,脂肪分解的甘油还可以控制肥胖。并且高单价不饱和脂肪酸饮食比高糖类饮食在改善糖、脂肪代谢效果上有过之而无不及,限制糖类的摄入而不限制脂肪的摄入可促使肝脏脂肪沉积消退。因此,脂肪肝患者即使存在肝功能障碍,也不必过分限制脂肪摄入。

另一方面,脂肪本身具有增进食欲的功效。纯的甘油三酯没有味道,但由于它是很多调料的溶解剂,所以可以在烹饪中增加食物的味道。淀粉中如果加入优质脂肪烹饪还可以变得松脆

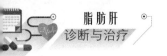

可口。研究发现,人类对碳水化合物的摄入具有自限性,即摄入量达到一定程度就会有满足感,不再有摄食的欲望。而人类对脂肪摄取的自限性就相对较差,研究者称,人类对于脂肪有"无限的喜爱"。但摄入的脂肪过多,可使摄入的总热量增高,从而不利于饮食总热量的控制。

因此,脂肪肝患者应该以低脂肪或适量脂肪饮食为宜,每日每千克体重脂肪摄入最好小于 0.6 g,占总热量的 20%～25%。

脂肪肝患者如何选用食用油

饮食中过多的饱和脂肪酸可引起脂质代谢异常、动脉粥样硬化和高血压,过多摄入不饱和脂肪酸则可引起脂肪肝和胆石症,并且可促进乳腺癌、结肠癌等恶性肿瘤的发生。因此,专家建议,脂肪肝患者每日饮食中饱和脂肪酸、单不饱和脂肪酸和多不饱和脂肪酸各占 1/3,三类脂肪酸在食物中的正常比例(1∶1∶1)对人体健康十分重要。饱和脂肪酸的摄入应小于总热量的 10%,或小于脂肪摄入量的 1/3,并且尽可能多摄取单不饱和脂肪酸。

人们日常食用的油脂有动物油和植物油两大类。其中,富含饱和脂肪酸的油脂主要有:猪油、牛油、羊油、黄油等动物油,以及奶椰子油、棕榈油等植物油,经常食用可以使血胆固醇水平增高;富含单不饱和脂肪酸的油脂主要为植物油,如橄榄油、菜籽油、茶油、各种坚果油(除核桃外)等,这些油一般不改变血胆固醇水平;富含多不饱和脂肪酸的油脂有玉米油、豆油、葵花籽油、花生油、芝麻油等植物油,以及鱼油等。

由此可见,多数动物油中饱和脂肪酸的含量较高,而植物油中不饱和脂肪酸含量居多,且不含胆固醇,其所含的谷固醇、豆固醇和必需脂肪酸有较好的驱脂作用,可阻止或消除肝细胞的脂肪变性,对治疗脂肪肝有益。因此,烹饪油尽可能使用植物油,尤其以富含单不饱和脂肪酸的橄榄油为佳。

如何正确看待食物中的胆固醇

胆固醇是细胞膜的组成成分,参与了一些甾体类激素和胆汁酸的生物合成。长期过量的胆固醇摄入,可以引起血脂升高以及动脉粥样硬化和脂肪肝。但是由于许多含有胆固醇的食物中其他的营养成分也很丰富,如果过分忌食这类食物,也很容易引起营养平衡失调,导致贫血和其他疾病的发生。因此,食物胆固醇的摄入要适量。

一般认为,健康成人和不伴有冠心病或其他动脉粥样硬化相关疾病的高胆固醇血症患者,每天胆固醇的摄入量应低于300 mg,而伴有这些疾病的高胆固醇血症患者,每天的胆固醇摄入量应低于 150～200 mg。

自然界中的胆固醇主要存在于动物性食物中。一般而言,兽肉的胆固醇含量高于禽肉,肥肉高于瘦肉,贝壳类和软体类高于一般鱼类。脑髓、蛋黄、鱼子、蟹黄、蚌肉、蛏肉、猪肾、猪肝、猪肚等动

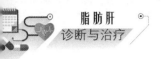
物内脏的胆固醇含量则最高。鳗鱼、鲳鱼、鲤鱼、瘦猪肉、瘦牛肉、瘦羊肉、瘦鸭肉等含胆固醇较低,脂肪肝患者可放心食用。

鸡蛋是一种价廉物美、营养丰富的食品,其所含的蛋白质是成人食物蛋白中生物价值最高的。但鸡蛋的蛋黄部分因含有较多的胆固醇,平均每个鸡蛋约含胆固醇 200～250 mg。因此,高胆固醇血症脂肪肝患者每周鸡蛋不宜超过 2 个,或在吃鸡蛋时去除部分蛋黄。

为什么脂肪肝患者不宜过多食用水果

水果是人们非常喜爱的食物,含有大量的维生素和纤维素,对健康十分有益。但是,水果中含有较高的糖分,为 6%～20%,而且易于消化和吸收,进食后可使血糖迅速升高,过量食用还可升高血清甘油三酯。因此,脂肪肝患者可以吃水果,但不能多吃。尽量在餐前或两餐之间饥饿时吃,以减少主食进食量。应将所食水果计入每日总热量之内,且每次只吃 1 种,尽量选体积中等、甜度不是太高的。此外,吃水果的时机也很有讲究,对脂肪肝患者而言,上午吃是"金"、下午吃是"银"、晚上吃是"铜"、睡前吃是"垃圾"。有时还可以萝卜、番茄、黄瓜等含糖量较低的蔬菜代替水果。

伴随肥胖、高脂血症、糖尿病的脂肪肝患者,应首选香瓜、樱桃、梨等含糖量较低的水果。香蕉、苹果、橘子含糖量中等,不可多吃。干枣、柿饼等含糖量较高的水果则尽可能不吃。苹果可以降低血胆固醇水平,减少冠心病的死亡率,因而对高脂血症脂肪肝患者有保健作用,所以可以适量进食。

有研究证实,山楂有扩张血管、改善微循环、降低血压,促进胆固醇排泄,降低血脂的作用。因此,经常食用山楂对高血压、高血脂或动脉粥样硬化、脂肪肝患者十分有益。但由于山楂是酸性物质,长期食用,会出现反酸,胃部不适或胃痛、恶心以及轻度腹泻等不良反应,所以山楂最好在饭后吃,有消化性溃疡者最好少吃,以免溃疡加重。

脂肪肝患者要增加膳食纤维的摄入量吗

膳食纤维有水溶性和不溶性两大类,前者包括果胶、半纤维素 B、半乳糖和藻酸钠等,后者包括纤维素、木质素、原果胶、藻酸钙、壳质等。纤维素类物质在一般蔬菜中含量为 20%~60%,在水果和谷类中含量为 10%左右。

水溶性纤维可与食物交织在一起,减慢胃排空时间,延缓糖类在肠道的吸收,促使胆汁酸盐和粪便内细菌中产生的氮质结合与排泄,有利于改善脂肪肝患者的糖代谢(尤其是餐后血糖),降低胆固醇水平。非水溶性纤维虽然不直接影响血脂血糖,但可以促进肠蠕动,增加大便水分,改善便秘,同时还可增加饱腹感,减少摄食量。研究发现,膳食纤维可以减少动脉粥样硬化、结肠癌的发生。

因此,专家建议脂肪肝患者每日膳食纤维摄入最好大于30 g。富含水溶性膳食纤维的食品有魔芋、鸭梨、木耳、海带、

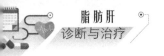
香菇、豆类、硬果等;富含非水溶性膳食纤维的食品有玉米麸(92.1%)、大豆壳(86.7%)、麦麸(50.8%),以及燕麦、玉米面、糙米、高粱米等。但是饮食中膳食纤维过多可刺激肠道运动,影响食物的吸收,长期摄入高纤维素易导致钙、铁、镁、锌等无机盐和某些脂溶性维生素缺乏,并增加胃癌的发病率。因此,脂肪肝患者每日摄入纤维的量应与其消化能力相适应。

甜味饮料为什么不能作为饮用水

现在不少年轻人嫌白开水没味道,喜欢喝可乐、果味汽水或者所谓"运动饮料"。其实,这些饮料都属于甜味饮料,含有一定的糖分、添加剂以及防腐剂,偶尔喝喝可以,但根本不能用作日常饮用水。

水是人体的重要组成成分,水在体内有非常重要的生理作用。饮水与健康的关系极为密切,如果人体饮水不足,许多正常的生理功能就会发生障碍,导致疾病和衰老。对于伴随肥胖的脂肪肝患者,每日摄入适量的水有助于肾脏功能的正常发挥,减轻体重,促进肝内脂肪代谢。一般成人每日需饮水 2 000 ml,老年人 1 500 ml 左右,肥胖者因体内水分比正常人少 15%~20%,所以每日需饮水 2 200~2 700 ml,平均每 3 小时摄入 300~500 ml。

但是过多饮水会使胃肠道、心脏和肾脏的负担增加,所以饮水要适量。不要一次饮水过多,以免给消化道和肾脏造成负担。

肥胖相关的脂肪肝患者餐前 20 分钟饮水,还可以使胃有一定的饱胀感,可降低食欲、减少进食量,有助于减肥。而睡前饮水则可防止夜间血液黏滞度过高,减少心脑血管疾病的发生。

饮用水的最佳选择是白开水、矿泉水、净化水以及清淡的绿茶、菊花茶等。甜味饮料、果汁、牛奶等饮料因为含热量很高,要减肥的人不可多饮。

为什么饮茶对脂肪肝患者有益

茶是我国人民最常饮用的传统饮品。山茶科植物茶的芽叶,春季采摘为佳,经杀青、揉捻、干燥精制而成为绿茶,经过发酵工艺处理为红茶,而乌龙茶则为半发酵茶。

中医学认为,茶味苦、性凉,入心、肺、胃经。现代医学研究发现,茶叶营养丰富,含有儿茶素、氨基酸、糖类、类脂质及维生素 A、维生素 B_1、维生素 B_2、维生素 C、维生素 P、烟酸及微量元素等许多有益成分。

茶叶品种很多,功效略有差异。绿茶性凉,夏季饮用,可清热解毒。红茶性温,冬季饮用,可温中健胃。乌龙茶含有促进消化酶和分解脂肪的成分,可以燃烧体内脂肪。经常饮茶能止渴祛痰、强心利尿、帮助消化、消除食腻,祛暑和振奋精神。

现代基因研究发现,绿茶多酚对调控血浆胆固醇水平具有积极作用,其作用优于红茶,并且绿茶多酚可增加肝组织中肝脂酶的活性,降低肝组织中过氧化脂质含量,对脂肪肝有一定的防治作用。红茶多酚能独特地影响某些肥胖基因的低表达,而绿

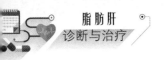

茶多酚却没有这项作用。动物研究显示,长期饮用绿茶能预防高脂饮食引起的血浆胆固醇水平的升高,而长期饮用红茶能够预防高脂饮食引起的血浆甘油三酯水平升高和脂肪在体内的聚集。此外,茶还有降低血压、防治冠心病、控制肥胖等功效。因而,饮茶对于伴随肥胖、高脂血症的脂肪肝非常有益。

虽然饮茶好处很多,但喝茶也要得法。不应喝浓茶、陈茶和隔夜茶。还有一点要特别提醒的是,酒足饭饱后也不宜立即饮茶。因为茶叶中含有大量鞣酸,能与蛋白质合成具有吸敛性的鞣酸蛋白质,这种蛋白质能使肠道蠕动减慢,容易造成便秘,增加有毒物质对肝脏的毒害作用,有可能加重脂肪肝。

此外,不要用茶水服药。不要用沸水冲泡茶叶,以免破坏茶叶中的营养成分。一般说来,老茶叶可以用95 ℃的水直接冲泡,嫩茶则应更低一些,一般以80 ℃左右为宜。

脂肪肝患者怎样通过节制饮食减肥

目前,脂肪肝最主要的原因是与肥胖相关的,因而减肥是脂肪肝最重要的病因治疗之一。节制饮食是减肥的主要手段之一,节食减肥的手段众多,脂肪肝患者可以根据自己的条件和决心自行决定。

脂肪肝患者节食减肥的要点是:加强饮食管理,在保证各种营养要素全面摄入的前提下,严格控制总热量的摄入,减少脂肪、胆固醇和单糖、双糖类食物的摄入,并提供足够的优质蛋白质。

轻度肥胖者首选减食疗法,即不间断食用低热量食品,直至体重减至正常。一般每千克体重每日热量摄取量为 83.68～146.44 kJ(20～35 kcal),即每日 5 020.8～7 531.2 kJ(1 200～1 800 kcal),并长期坚持,同时注意保持营养的平衡。一般来说,如果每日减少 2 092.0 kJ(500 kcal)的热量摄取,2 周即可减少1 000 g 的体重。主要控制食物中可吸收的糖类和脂肪的量,以减少热量摄入,尤其要控制糖果、糕点、花生、啤酒的摄入量,宜多吃蔬菜、水果。以每月体重下降 500～1 000 g 为宜。如能坚持1 年,并结合中等量的体育锻炼可减轻体重 10 kg 左右,不仅肝功能可恢复正常,脂肪肝也往往随之消退。

　　脂肪肝伴中度肥胖者则最好采用低热量饮食治疗,按标准体重与活动情况计算每日所需热量。每日进食总热量应控制在5 020.8 kJ(1 200 kcal)之内,体重下降应以每周 500 g 为好。如坚持 2～4 周以上仍无效时,可在医师的指导下,将热量减至每日 3 347.2～4 184 kJ(800～1 000 kcal)。低热量饮食疗法分为普通的平衡膳食疗法和特殊的低热量饮食疗法,两者减肥的效果相近。对于减食疗法无效的轻至中度肥胖病例,通常从每日5 020.8 kJ(1 200 kcal)开始,采取随着体重的变化阶段性地限制热能,脂肪一般占总热量的 20%～30% 以下,且建议采用富含不饱和脂肪酸的植物油。

　　脂肪肝伴重度肥胖者可先采用低热量饮食治疗,如持续 2～4 周无效,则需住院进行极低热量饮食治疗。每天热量摄入控制在 2 510.4～4 184 kJ(600～1 000 kcal)以下。疗程通常为 4 周,一般不超过 8 周。极低热量饮食治疗结束后则进入配方膳食与

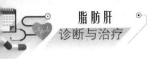

普通饮食并用的低热量饮食阶段,并逐渐增加食物摄取量,恢复到减食疗法的标准。

极低热量饮食开始后,机体的代谢功能会发生急剧变化,所以需要密切观察病情的变化。如疗程中出现严重的负氮平衡、血清前白蛋白下降、进行性贫血、明显的肝功能障碍、电解质异常(尤其是低钾血症)、严重的心律失常等,应及时中止治疗。

为什么脂肪肝患者节食减肥速度不宜过快

尽管超重和肥胖与脂肪肝关系密切,并且减肥治疗可促进肝内脂肪沉积消退,但是如果体重减轻过快,每月体重下降超过5 kg,反而可以诱发和加剧脂肪肝,导致脂肪性肝炎甚至肝硬化。并且,体重下降速度快的减肥者,胆囊内胆固醇结晶和胆结石、痛风等的发病率增加,体重反弹的概率也较高。

许多研究发现,初期阶段减肥速度越快,体重反弹、心脑血管动脉粥样硬化以及肝纤维化的发生概率越大,维持体重也越困难。因此,肥胖性脂肪肝的患者饮食治疗的主要目标是将初期阶段减肥速度控制在10%～15%以内。

哪些脂肪肝患者不宜进行极低热量减肥

极低热量饮食疗法,是指每日摄取热量限制在 836.8～

2 510.4 kJ(200～600 kcal)之间的半饥饿疗法,也被称为绝食疗法。这种减肥方法应在医院内进行,可望在短期内取得减肥效果,但患者往往难以耐受,且容易出现体重反弹现象。极低热量饮食疗法仅适用于年龄为 18～65 岁的难治性重度肥胖病例(孕妇除外)。

为了防止极低热量食物疗法诱发的负氮平衡,可行蛋白质节食疗法,即每天给予 40～60 g 优质蛋白质,或每日每千克体重补给 1.5 g 优质蛋白质,持续 2～3 周。

由于肥胖相关性脂肪肝常与多种疾病合并存在,因此在极低热量饮食治疗时应进行全面的健康检查,以排除下例几种情况:①严重的心脑血管系统损害,以及肝、肾功能损害;②肿瘤、结核等全身性消耗性疾病;③明显的精神障碍;④1 型糖尿病、消化性溃疡、尿毒症、重症痛风、造血器官损害;⑤哺乳期妇女;⑥酒精依赖症;⑦有影响代谢可能的某些药物治疗期间。

为什么要在医师的指导下进行节食减肥

减肥治疗是一门科学,如果处理不当,不但不会如愿减肥,还可能带来严重的并发症,尤其是进行低热量饮食疗法和极低热量饮食疗法的患者。对于在节食减肥过程中感到极度乏力的患者,必须放慢节食的速度,仔细检查食谱中是否有足够的蛋白质,特别是动物蛋白质,因为这些蛋白质含有人体所必需的某些氨基酸,这些氨基酸不足时会影响整个机体的功能。此外,碳水

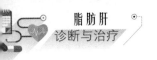

化合物过少会诱发酮症,导致机体供能不足,维生素和无机盐对人体也非常重要。所以节食减肥治疗,也必须在专科医师的指导下进行。

低热量饮食疗法由于常不能摄取足够的必需营养要素,故需定期进行医学检查并适当补充各种维生素和铁、钙等矿物质。为了防止去脂体重(即去除脂肪以外的内脏、肌肉等组织)的减少,每日每千克标准体重应摄取优质蛋白质 1.0～1.5 g。碳水化合物应占总热量的 55%～60%,且每日的摄取量不得低于 80～100 g,以免发生酮症。

极低热量饮食疗法很容易导致去脂体重的明显下降,酮体生成过剩、电解质异常、高尿酸血症、营养缺乏等严重不良反应,并且治疗后必须继续食用低热量食品。因蛋白节食疗法完全不含有碳水化合物,因而可以使酮体生成增多,也容易抑制食欲。此外,其还有维持较低的血清胰岛素浓度,促进脂肪燃烧的特点。但是,在实施蛋白节食疗法的过程中,由于丧失过多钾、钠,酮体生成增多,故可以出现因尿酸排泄障碍所引起的高尿酸血症、体位性低血压及痛风发作等。在复食期间,摄入含有碳水化合物的饮食又可产生水肿等不良反应。

脂肪肝患者单靠节食不能减肥吗

许多脂肪肝患者为了减肥而节食,但很少如愿以偿。尽管患者按规定方案进食,在开始几周体重有所下降,但不久之后,

118

体重就开始反弹,这是为什么呢?

人们在节食减肥时,由于热量的供给不足,身体的第一个反应是从立即可得的能源处获取热量。身体内立即可得的能源储备不是脂肪,而是糖原,即存在于肌肉和肝脏中的糖类。一旦身体适应了规定的饮食后,才开始消耗脂肪和肌肉,而这时糖原已消耗过度,机体呈轻度脱水状态。久坐不动的减肥者,由于脂肪消耗减少,在此阶段丧失更多的往往是肌肉,而不是脂肪。结果体重虽然减轻了,但是身体却更虚弱了。因此,几乎没有人能够坚持长期节食。于是在规定的节食期一过,脂肪又迅速地堆积起来,很快胖子便一个个"东山再起"。而失去的肌肉却很难得到恢复,因而单纯节食减肥者,往往越减越胖。

许多研究表明,运动乃是消耗热量、降脂减肥、改善胰岛素抵抗的最好方法。对于肥胖者来说,运动减肥比节食减肥更重要。因为,运动减肥去除的主要是腹部内脏的脂肪,而我们已经知道,腹部内脏的脂肪过多意味着中心性肥胖,后者与糖尿病、血脂代谢紊乱、高血压和脂肪性肝炎等代谢性疾病密切相关。

节食减肥时感到饥饿怎么办

肥胖性脂肪肝患者在节食减肥时常有吃不饱、饥饿之感。不少患者还会因为饥饿难忍最终放弃了节食计划。为此,可通过下列方法增加饱腹感。

(1) 少量多餐,将正餐的主食匀出 1/4 的量作为加餐。

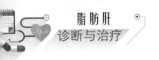
(2) 多吃低热量、高容积的食品,如海带、海藻、魔芋、蘑菇类食品中热量较少。将这类食物和豆腐、萝卜、凉粉、黄瓜等体积大的食品混合在一起加调料煮熟或凉拌。

(3) 多选用粗杂粮代替精细粮,可有更强的饱腹感。

(4) 将烹饪口味变清淡,也会降低食欲。

(5) 饭前吃水果,如苹果、桃子、梨或黄瓜等,可在某种程度上抑制食欲。

(6) 饭前或进食时喝不加白糖的果汁或清淡的冬瓜、番茄、青菜、紫菜汤等也有助于增加饱腹感。

(7) 减慢进食速度,细嚼慢咽可以增加饱腹感、减少进食量。

节食过程中,患者饥饿感最强烈的时候往往是开始后的1～2周,主要是因为进食量明显减少,胃肠道不适应。一般经过一段时间,胃适应节食后,饥饿感就会慢慢减轻。

降低血脂、改善脂肪肝的饮食要点是什么

高脂血症可诱发脂肪肝,脂肪肝患者也常合并高脂血症,两者均可通过饮食疗法而治愈。饮食要点是低胆固醇、低脂、低糖和高纤维素,限制摄入饱和脂肪(低于总能量摄入的7%)和胆固醇(<每天200 mg)。对合并体重过重者,同时应考虑限制总热量的摄入并适当增加体力活动。多吃香菇、木耳、芹菜、山楂、绿豆芽、茭白、番茄、荸荠、黄瓜等食品,有助于降低血脂和促进肝脏脂肪沉积消退。

脂肪肝患者的推荐食物有哪些

饮食疗法是脂肪肝治疗的重要手段,采用合理的膳食结构是本病痊愈的关键,必须加以重视。下面提供一份脂肪肝患者每日摄入食物的种类及数量,谨供参考。

青菜100 g,瘦猪肉50 g,蛋清30 g,牛奶100 g,豆浆200 g,豆腐100 g,腐竹25 g,面筋25 g,植物油25 ml,水果100 g,可按如下食谱选择三餐饮食。

早餐:去脂牛奶250 g或煮鸡蛋1个,拌芹菜豆腐干丝(芹菜150 g,豆腐干丝50 g),花卷1个或米粥25 g。

中餐:瘦肉丸子(肉50 g,小白菜300 g,豆腐125 g),馒头50 g或小米粥25 g。

晚餐:酱猪瘦肉50 g,拌菠菜豆腐丝(菠菜300 g,豆腐丝50 g),馒头50 g,小米粥25 g。

暴饮啤酒为什么会招来脂肪肝

每当夏日来临,不少人每日狂饮啤酒,一个夏天过去,几乎个个都"大腹便便"。啤酒虽然含有人体必需的多种氨基酸和维生素,并具有不少功效,但是这些功效只有在适量饮用的情况下才能发挥,若是滥饮,反而害处很大。

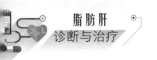

啤酒中含有相当丰富的维生素,如维生素 B_1、维生素 B_2、维生素 B_6、维生素 B_{12} 等,还有叶酸、钾等多种物质,所以适量饮用,有开胃、清目、健脾、解渴、利尿等作用。但是有些人觉得啤酒"劲儿"不大,多喝点儿没什么大问题,充其量多上几次厕所。其实不然,若是经常暴饮啤酒,容易导致多种疾病,诸如慢性胃炎、脂肪肝、肝硬化等。

酒是产生热量极高的饮料,1 g 乙醇能产 29.29 kJ(7 kcal)热量,仅次于脂肪产的热量,啤酒的酒精度数虽然只有 3% 左右,但还有 11% 的含糖度数,1 瓶啤酒产的热量相当于 100 g(2 两)粮食产的热量,酒喝得多就等于多吃很多食物,多余的热量还会以脂肪的形式储存起来。

此外,虽然啤酒的酒精度数不高,但由于通常每次饮啤酒的量较大,所以总的乙醇摄入量并不低。长期大量摄入乙醇,会导致酒精性脂肪肝,继而转为肝硬化和肝癌。啤酒累积的乙醇在损坏肝功能的同时,还会使心肌功能减弱,引起心动过速。加上过量液体使血液循环量增多而增加心脏负担,致使心肌肥厚、心室体积扩大、心脏增大,形成"啤酒心"。长此以往可致心力衰竭、心律失常等。

因此,建议广大啤酒爱好者,喝啤酒 1～3 杯已经足够,如果日饮 4 杯就对身体有伤害,日饮 5 杯以上则可以说是许多疾病的导火索。所以,成人日饮用啤酒应控制在 1 瓶之内。

喝啤酒也要有讲究,据啤酒专家研究,啤酒最适合饮用的温度是 8～15 ℃。第一,在这个温度调节下,许多香气可以正常地发挥出来;第二,在这个温度下,酒里面的二氧化碳会慢慢地起作用,起沫的同时会带出酒香,温度高了不行,二氧化碳很快消失,口感不好,温度太低了也不好,尤其当啤酒冰到 3 ℃以下时,啤酒的风味都将随之改变,而且很难起泡沫,也影响香气的挥发,从而口感欠佳。更重要的是,啤酒结冰后体积将增大,容易导致酒瓶破裂,所以切勿将啤酒放在冰箱速冻格冷藏。

啤酒的成分不同,人们的体质也不尽相同,所以喝啤酒也要因人而异。

(1)生啤酒:又叫鲜啤酒,这种啤酒不经过杀菌,具有独特的啤酒风味,但是不容易保存。在生啤酒的基础上又有一种纯生啤酒,纯生啤酒不经过杀菌,但是在加工过程中需要进行严格的过滤程序,把微生物、杂质除掉,存放几个月也不会变质,受到了广大消费者的青睐。由于酒中活酵母菌在灌装后,甚至在人体内仍可以继续进行生化反应,因而这种啤酒喝了很容易使人发胖,比较适于瘦人饮用。

(2)熟啤酒:一般的普通啤酒都是要杀菌的,杀菌之后的啤酒叫熟啤酒。因为酒中的酵母已被加温杀死,不会继续发酵,稳定性较好,所以胖人饮用较为适宜。

(3)干啤酒:这种啤酒源于葡萄酒,酒中所含糖的浓度不同。普通的啤酒还会有一定糖分的残留,干啤酒使用特殊的酵母把剩余的糖再继续发酵,将糖降到一定的浓度之下,就叫干啤酒。适合怕发胖和有糖尿病的人饮用。

(4)低醇和无醇啤酒:利用特制的工艺令酵母不发酵糖,只产生香气物质,除了乙醇含量,啤酒的各种特性都具备,滋味儿、口感都很好。普通的啤酒酒精度是 3.5%左右,无醇啤酒一般酒精度控制在 1%以下,不是说一点乙醇都没有。这类啤酒属于低

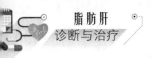

度啤酒,它的糖化麦汁浓度和酒精度比低醇啤酒还要低,所以很适于妇女、儿童和老弱者饮用。

(5)运动啤酒:普通人喝水补充水分,运动员除了失水,还失去身体里很多微量元素,根据运动员自身情况,在啤酒里加入运动员需要的微量元素和营养物质,比赛结束后可以喝运动啤酒来恢复体力。适合做完体育运动之后的人们来补充失去的养分。

伴有糖尿病的脂肪肝怎样进行饮食治疗

约有 20% 的脂肪肝患者有糖尿病,还有更多的脂肪肝患者处于糖尿病前期。对于这些伴有糖尿病的脂肪肝患者而言,饮食治疗的首要原则是控制总热量。摄入的热量以能够维持正常体重或略低于理想体重为宜。肥胖者必须减少热量摄入,消瘦者可适当增加热量以增加体重。

(1)供给适量的碳水化合物(糖类):目前主张不要过严地控制碳水化合物,应占总热量的 60% 左右,每日进食量可在 250～300 g,肥胖者应在 150～200 g。谷类是日常生活中热量的主要来源,每 50 g 的米或白面供给碳水化合物约 38 g。其他食物,如乳、豆、蔬菜、水果等也含有一定数量的碳水化合物。莜麦、燕麦片、荞麦面、玉米渣、绿豆、海带等均有降低血糖的功能。

(2)供给充足的蛋白质:糖尿病患者膳食中蛋白质的供给应充足。目前主张蛋白质应占总热量的 10%～20%。应适当食用优质蛋白质,乳、蛋、瘦肉、鱼、虾、豆制品含蛋白质较丰富。当合并肾脏疾病时,应在营养医师的指导下合理安排每日膳食的蛋白质的量。由于植物蛋白质的生理价值低于动物蛋白质,在合并肾病时,应控制植物蛋白质的食用。

(3) 控制脂肪摄入量:有的糖尿病患者误认为糖尿病的饮食治疗只是控制主食量。其实不然,现在提倡不要过多控制碳水化合物,而严格控制脂肪是十分必要的。控制脂肪能够延缓和防止糖尿病并发症的发生与发展,目前主张膳食脂肪应减少至占总热量的 25%～30%,甚至更低。应限制饱和脂肪酸的脂肪如牛油、羊油、猪油、奶油等动物性脂肪,可用植物油如豆油、花生油、芝麻油、菜籽油等含多不饱和脂肪酸的油脂,但椰子油除外。花生、核桃、榛子、松子仁等脂肪含量也不低,也要适当控制。还要适当控制胆固醇,以防止并发症的发生。应适当控制胆固醇高的食物,如动物肝、肾、脑等内脏类食物,鸡蛋含胆固醇也很丰富,应每日吃 1 个或隔日吃 1 个为宜。

(4) 供给充足的食物纤维:流行病学的调查提出,食物纤维能够降低空腹血糖、餐后血糖以及改善糖耐量。其机制可能是膳食纤维具有吸水性,能够改变食物在胃肠道传送时间,因此主张糖尿病饮食中要增加膳食纤维的量。膳食中应吃一些蔬菜、麦麸、豆及谷物。膳食纤维具有降解细菌的作用,并能增加粪便容积。燕麦的可溶性纤维还可以增加胰岛素的敏感性,可以防止餐后血糖急剧升高,因而机体只需分泌较少的胰岛素就能维持代谢。久而久之,可溶性纤维就可降低循环中的胰岛素水平,减少糖尿病患者对胰岛素的需求。同时还可降低胆固醇,防止糖尿病合并高脂血症及冠心病。

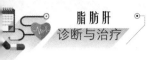
（5）供给充足的维生素：凡是病情控制不佳的患者，易并发感染或酮症酸中毒，要注意补充维生素，尤其是 B 族维生素消耗增多，应给维生素 B 制剂以改善神经症状。粗粮、干豆类、蛋、动物内脏和绿叶蔬菜含 B 族维生素较多。新鲜蔬菜含维生素 C 较多，也应注意补充。

（6）注意无机盐的补充：老年糖尿病患者应增加饮食中铬的含量。铬能够改善糖耐量，降低血清胆固醇和血脂。含铬的食物有酵母、牛肉、肝、蘑菇、啤酒等。同时要注意多吃一些含锌和钙的食物，防止牙齿脱落和骨质疏松。糖尿病患者不宜吃得过咸，防止高血压的发生，每日食盐要控制在 6 g 以下。

（7）不宜饮酒：因为酒精除供给热量外，几乎不含其他营养素。酒精还会伤肝，已有脂肪肝的糖尿病患者应该忌酒。

（8）控制油炸食品、粉条、薯类食品及水果的摄入。

（9）自行掌握各种食物交换摄入的方法，争取达到能够平衡营养。

（10）糖尿病患者应合理安排每日三餐，每餐都应含有碳水化合物、脂肪和蛋白质，以有利于减缓葡萄糖的吸收。对于口服磺脲类降糖药以及胰岛素治疗的患者，定时定量用餐可以减少低血糖的发生。

酒精性肝病也要进行饮食治疗吗

一般认为，酒精性肝病患者，尤其是酒精性肝炎和酒精性肝硬化患者，常合并蛋白质热量不足和多种维生素缺乏，而机体营养状态的改变与酒精性肝病的预后密切相关，营养支持治疗对改善酒精性肝病的预后绝对有效。

对于酒精性肝病的治疗，戒酒是首要措施，同时应对患者进行营养状态的评估。如存在蛋白质热量不足，则需摄入高热量、高蛋白质、富含维生素的饮食，以纠正营养不良。长期的、积极的营养治疗对于酒精性肝病，特别是酒精性肝炎和肝硬化的患者是必要的、合理的。推荐高热量的早餐和晚间加餐，每日每千克体重摄入 146.4 kJ(35 kcal)以上的热量和 1.2～2 g 蛋白质的多餐规律饮食。膳食应富含不饱和脂肪酸和必需氨基酸，但是对于不能戒酒者，应减少深海鱼油等多不饱和脂肪酸的过多摄入，以免加剧酒精性肝损伤。

近年来我们发现许多诊断为"酒精性脂肪肝"的患者已达到肥胖的诊断标准。因为乙醇本身也可以提供热量，多数学者认为饮酒可导致体重增加，诱发内脏型肥胖，生活中人们就有"啤酒肚"一说。乙醇还能刺激中枢，引起食欲增加，如合并高脂饮食更易导致热量过剩，引起营养过剩性脂肪肝。对于这些伴随肥胖的酒精性脂肪肝，首要的治疗当然是戒酒，在饮食方面则要坚持"高蛋白质、适当热量、低脂肪、适量碳水化合物"的平衡膳食原则。

营养不良性脂肪肝如何进行饮食治疗

营养不良性脂肪肝见于恶性营养不良病、空回肠旁路手术

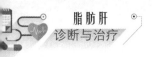

以及吸收不良综合征和慢性消耗性疾病患者。饮食应高热量、高蛋白质、富含维生素及低纤维素,病情严重者可加用复合氨基酸制剂口服,必要时从静脉补充各种营养成分,以加快脂肪肝恢复。对于长期胃肠外营养患者,尽早开放胃肠饮食有助于防治脂肪肝、胆汁淤积等肝胆并发症的发生。

肝炎后脂肪肝饮食治疗的原则是什么

不少急性甲型肝炎、戊型肝炎患者或慢性乙型肝炎的患者,往往在肝炎发病期过分强调高蛋白质和高糖饮食"养肝",以致进食热量过多,同时又整日卧床静养、过分限制活动,导致肝炎病情控制后短期内体重增加和肝内脂肪堆积。因此,这些患者在病毒性肝炎康复后,又患上了另一种肝病——脂肪肝。

对于这些肝炎后脂肪肝的患者,饮食应以"高蛋白质、富含维生素、低动物脂肪"为原则,碳水化合物的摄入也要适度。对于体重不足者,宜用正平衡热量的饮食;而多数患者体重超重,则应给予负平衡热量饮食,使体重逐步下降到标准体重范围内,体重下降速度不宜过快,每月减少不超过 2.5 kg 为宜。依据肝炎病情,鼓励患者进行适当的体育锻炼。

为什么要减少应酬,常回家吃饭

现在很多人经常在外就餐,这很可能就是诱发脂肪肝或对脂肪肝转归产生不利影响的原因。首先,在外就餐时通常要饮酒,给肝脏带来不小的负担。其次,饭店的菜肴为增加色香味,一般用油量较多,使进餐者摄入的脂肪及热量比在家吃饭多得多。再次,筵席一般以荤菜为主,蔬菜只是陪衬,膳食结构很不合理。长期如此怎能不对健康造成损害?

鉴于此,我们建议脂肪肝患者常吃家常菜。家常菜一般不会过分油腻,烧法简单,菜量也不大,还能做到荤素合理搭配。吃家常菜时应注意以下问题。

(1)主食摄入合理:一些经过过分加工的食品如糕点、糖果、蜜饯等要尽量少吃,因为这些食品中往往含有过多的单糖和双糖,这些糖分会转化为脂肪储存在肝脏中。此外,这些食品中还含有多种添加剂和防腐剂,多食对健康没有益处。主食原料宜多选粗粮、杂粮,宜选用天然的食材,自己加工烹饪为最佳。

(2)蛋白质适量:每天不低于60 g蛋白质,且应以富含人体必需氨基酸的瘦肉、鱼、虾、脱脂奶等为主要来源。伴有糖尿病和肾病的患者,蛋白质的摄入需要限制。

(3)低脂肪饮食:烹调用油以植物油为主。伴有高胆固醇血症的患者,不宜吃动物内脏、蛋黄、鱼子等。

(4)多吃蔬菜及菌菇类:保证每天吃500 g蔬菜,如能多吃香菇、蘑菇、草菇、猴头菇、金针菇、平菇等菌菇类食物更好。

(5)戒酒:戒饮(酒精)度数高的白酒,葡萄酒、黄酒、啤酒等也应有所限制。

(6)改进烹调方法:少煎、炸、炒,多蒸、煮、凉拌。

(7)补充维生素:多吃富含维生素的食物或服用维生素及微

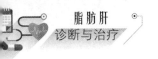

量元素补充剂。

脂肪肝患者忌食哪些食物

（1）猪肥肉：《本草备要》中记载"猪肉，其味隽永，食之润肠胃，生精液，丰肌体，泽皮肤。"它是一种富含动物性脂肪的食物。据分析，每 100 g 猪肥肉中，脂肪的含量高达 90.8 g，这种高动物性脂肪食物，对于脂肪肝者，应当忌食。

（2）猪脑：中医学说它能"补骨髓，益虚劳"，并有补脑作用。但现代医学认为，它是一种高胆固醇食品。据分析，每 100 g 猪脑中含有胆固醇 3 100 mg，列各类食物之首。高胆固醇食物长期食用，对预防脂肪肝也是不利的。对已患有脂肪肝者，理应忌食为妥。

（3）鹅肉：《本草求真》中记载鹅肉"发风发疮发毒，因其病多湿热，得此湿胜气壅外发热出者意也"。民间多视鹅肉为大发之物，湿热内盛者忌之。脂肪肝患者多有湿热偏盛，鹅肉甘润肥腻，含脂肪达 11.2%，容易助湿生热，加重肝胆疾病的病情，凡有脂肪肝者忌食之。

（4）牛髓：属于一种高脂肪食物。据分析，每 100 g 牛髓中，脂肪含量可高达 95.8 g，而且是动物性脂肪。因此，患有脂肪肝者切勿多食。

（5）鸭蛋：是一种高脂肪、高胆固醇食物。据分析，每 100 g 鸭蛋中，所含脂肪为 14.7 g，而蛋白质仅为 13 g。尤其是蛋黄，其胆固醇含量可高达 1 522 mg。因此,有脂肪肝者不宜多吃禽蛋,尤其忌吃蛋黄。

此外,脂肪肝患者还应忌食各种动物油;忌吃动物内脏,包括脑、肾、肝;忌吃各种禽蛋的蛋黄部分;也忌吃河蟹、蟹黄、虾子、鱿鱼、乌贼鱼、蚬肉、凤尾鱼等高胆固醇食品。也有学者主张忌吃荔枝、龙眼肉、蜜饯、果脯及糖果等高糖食品,因糖多也可转变为脂肪。

什么是运动疗法 ⊶

当代人的生活从总体来看有两大特点:一是现代化的生活环境使身体的活动量逐渐减少,二是生活条件改善后饮食结构的变化带来热量摄取呈相对过剩趋势,结果肥胖、高血脂、糖尿病、脂肪肝等生活方式性疾病(文明病)急剧上升。因此,这些内科疾病的康复治疗主要包括两大方面:一是生活方式指导,二是运动疗法。

运动疗法是指以运动锻炼为主要手段,根据不同人群以及疾病的特点,选用合适的运动方法,确定适合的运动量,进行有针对性锻炼的一种预防和治疗方法。目前运动疗法主要应用于心血管系统、呼吸系统、代谢系统、运动系统及中枢神经系统等疾病的预防和治疗。

与其他疗法相比,运动疗法具有以下特点:①是一种主动疗法,需要患者积极主动参与,认真坚持锻炼,以此来训练和提高

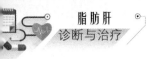

自我控制能力;②是一种全身疗法,运动疗法所引起的整体性生理效应,既对局部病痛有治疗作用,又对全身及各内脏器官产生积极影响;③是一种恢复功能的疗法,经常从事体育锻炼的人,其精力、体力、内脏功能以及抵抗力、适应力均比不常锻炼者强;④是一种防病手段,运动锻炼可以增强人的抵抗力和体质。

流行病学调查及临床研究表明,全身耐力维持在一定水平的人群,肥胖、高血脂、高血压、冠心病等"文明病"的患病率低,说明运动对预防这些疾病是有益的。同时,临床上运动疗法在治疗这类疾病方面也有了很多的经验积累,并被认为是综合治疗这类疾病的有效手段之一。脂肪肝的运动疗法也是其综合治疗(包括去除病因、调整饮食、合理运动、服用药物)的重要方面。在肥胖症、2型糖尿病、高脂血症等所致的营养过剩性脂肪肝的治疗中,运动锻炼的重要性仅次于饮食控制。

为什么运动是机体消耗热量的最佳方法

人体摄入的食物经过消化吸收后,转变为葡萄糖、氨基酸、甘油进入血液。这些物质通过机体代谢后转变为热量,提供机体日常生活、劳动及工作需要。每日摄入热量多余的部分主要以脂肪形式储存在肝脏、皮下及其他组织内。如果摄入过多,或消耗过少时,就可以发生单纯性肥胖,那么控制饮食、增加活动及运动就是反其道而行之的有效减肥方法。

在日常生活中,人们活动差异很大,因而对热量的需要各不相同。少的每日只需要 6 276 kJ(1 500 kcal)左右,多的则需要 12 552 kJ(3 000 kcal)以上。例如卧床休息每小时消耗251.04 kJ(60 kcal)热量;坐着每小时消耗 585.76 kJ(140 kcal)热量;做家务每小时消耗 627.6～1 046 kJ(150～250 kcal)热量;散步每小时消耗 878.64 kJ(210 kcal)热量;中等速度的行走每小时消耗 1 255.2 kJ(300 kcal)热量;中等速度的骑自行车每小时消耗 2 761.4 kJ(660 kcal)热量。由此可见,运动是消耗机体热量的重要途径。

运动不足的危害有哪些

由于科学技术的高度发展以及机械化、电子化程度的普及和提高,当今社会在工作中所需的体力劳动大大减少,相应的热量消耗也减少。这些热量蓄积在人体内,结果导致肥胖、高血压、冠心病、脂肪肝等"文明病""富贵病"高发,实际上这类疾病多为运动相对不足而得的。

流行病学研究表明,人体若长期缺乏一定量的运动,又不注意饮食营养,将使组织器官功能下降 30%,导致众多疾病发生。长期身体活动减少可给机体带来各种影响。

(1)心、脑血管系统:长期缺乏运动可导致心肌收缩力减弱,心脏功能减退,血液循环变慢,血黏度增加,引起心、脑血管疾病。缺乏运动可引起肥胖、高血压、高血脂等,增加了心血管病变的危险因素。呼吸循环功能低下,机体即使在轻微劳动时也会发生心悸、呼吸困难等,从而使人体感觉非常不适。

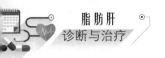

（2）骨骼关节系统：缺乏运动可导致长骨骺部和干骺端的松质骨钙丢失引起骨质疏松，而血钙增高可引起尿路结石，缺乏运动还可致颈椎病、腰椎间盘病变及骨关节病等。运动不足可引起肌肉失用性萎缩和呼吸循环功能低下，肌肉失用性萎缩可以使相关肌肉变得脆弱、肌力下降。由于颈部和腹部、腰部、背部以及大腿部肌肉在维持姿态上起了重要作用，当这些支持身体的肌群肌力降低时，为了维持姿势只能被迫过度紧张，从而成为肩酸痛、腰痛、膝关节痛的原因。

（3）消化系统：缺乏运动和精神紧张会使消化系统功能减退，肠黏膜及腺体萎缩，易诱发慢性胃炎、消化道溃疡等疾病。

（4）代谢系统：运动缺乏加上饮食过量，常导致机体能量过剩，引起肥胖症。长期的肥胖，尤其是内脏性肥胖易引起胰岛素抵抗，出现糖耐量减低、一些有遗传因素者可发展为2型糖尿病、脂肪肝、高脂血症等。

（5）免疫系统：身体活动量减少可引起机体免疫功能下降，导致抵抗力减弱，易患各种感染性疾病。

加强运动对健康有哪些好处

体育运动是消耗热量、降脂减肥、改善胰岛素抵抗的有效方法。

（1）运动可以加快血液循环、促进组织新陈代谢。

（2）运动可促进体内脂肪分解，减轻体重。因为肌肉运动需消耗热量,短时间的运动主要由糖类燃烧来提供热量,但较长时间的持续运动,肌肉可有选择地将脂肪作为热量的主要来源,从而促进脂肪分解,导致脂肪蓄积减少,腹腔内脂肪消退尤其明显。运动还可以促进肌肉蛋白的合成。因而运动在选择性地减少身体脂肪时,非脂肪体重几乎没有变化甚至相对增加。

(3)运动可以改善葡萄糖代谢,提高细胞对胰岛素的敏感性,减轻胰岛素抵抗,从而改善患者的血糖水平,减少患者对胰岛素的需要量。

(4)运动可以调节血脂。运动可以降低血液中的甘油三酯和极低密度及低密度脂蛋白的含量,并可增加高密度脂蛋白胆固醇的浓度,而后者可减少血脂在血管中的沉积,防止动脉粥样硬化。

(5)运动可缓解轻、中度高血压。研究发现,坚持体育锻炼或体力劳动的人群与不坚持体育锻炼或很少参加体力劳动的人群相比,后者高血压的发病率是前者的3倍。早期高血压可以通过单一运动控制血压,中晚期高血压则可减少药物的使用量。运动降低血压涉及以下机制:①长期神经过度紧张或情绪激动,导致中枢神经对心血管系统调节发生问题而诱发高血压病。坚持运动,可使高血压病患者情绪安定,心情舒畅,使工作和生活中的紧张、焦虑和激动得以缓解,使全身处于紧张状态的小动脉得以舒张,从而促使血压下降。②运动可增强血液循环。长期坚持运动的高血压患者,通过全身肌肉运动,可使肌肉血管纤维逐渐增大增粗,冠状动脉的侧支血管增多,血流量增加,管腔增大,管壁弹性增强,这些改变均有利于血压下降。运动还能产生

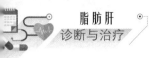
某些化学物质,这些化学物质进入血液后,能促使血管扩张,血液循环加快,并有利于血液中胆固醇等物质的清除,使血管保持应有的弹性。因此可有效延缓动脉硬化的发生和发展,防止高血压病的加重。

(6) 运动还可改善机体的血凝状态,改善呼吸循环功能,增强抵抗力,提高身体适应性和最大劳动能力,从而减轻日常活动时的心理和生理负担。

此外,适当的运动锻炼,还可减轻精神紧张,消除焦虑,增强自信心,从而提高患者的生活质量。运动锻炼可以维持和促进成人患者正常的体力和工作能力,保持儿童和青少年患者的正常生长发育。

哪些脂肪肝患者适合运动疗法

无严重并发症的脂肪肝患者均可参加一般性的体育运动,但需在医师指导下进行适合的运动。现认为运动疗法最适合于伴胰岛素抵抗和体重超重的脂肪肝患者,凡肥胖症、2 型糖尿病、高脂血症所致的营养过剩性脂肪肝、肝炎后脂肪肝患者均可在医师指导下进行适当的运动治疗。在这些类型脂肪肝的治疗手段中,运动锻炼的重要性仅次于饮食控制。

单纯饮食控制时,机体的基础代谢率降低,能量支出减少,辅以体育锻炼则可使热量消耗增加,两者结合使热量进一步负平衡。同时,还可减少单纯低热量饮食造成的机体蛋白质丢失,迫使更多的脂肪分解,使机体构成发生有益的变化,在减肥的同时增强体质,有助于减轻体重、控制血糖、降低血脂和血压,促进肝内脂肪沉积消退。

有研究表明,通过增加能量消耗、限制热量摄入所产生的血脂改变要较单纯限制热量摄入更为理想,因为运动对脂肪代谢的影响具有较强的针对性,主要消耗体内的脂肪。

哪些脂肪肝患者不适合体育运动

虽然运动对营养过剩性脂肪肝患者可产生良好影响,但并非所有脂肪肝患者都适宜参加体育运动。

(1) 营养过剩性脂肪肝伴有严重并发症者:目前营养过剩性脂肪肝有并发症时运动疗法的适应证还处于经验积累阶段,但是如果脂肪肝存在重症并发症,如心肌梗死急性期、不稳定性心绞痛、充血性心力衰竭、严重心律失常、重度高血压、1型糖尿病、肾功能不全、肝功能明显损害或发展至肝硬化失代偿期等时,应禁止运动,以免病情恶化。

(2) 脂肪肝患者合并下列疾病时,应尽量减少运动:频发性室性期前收缩和心房颤动;室壁瘤;肥厚型梗阻性心肌病、扩张型心肌病或明显的心脏肥大;未能控制的糖尿病;应用洋地黄或β受体阻滞剂等药物。即使是许可运动,也必须严格控制运动量,并在运动过程中密切观察。

(3) 因恶性营养不良、蛋白质等热量不足,甲状腺功能亢进

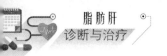
或肺结核等全身消耗性疾病所致的脂肪肝(由于运动使代谢增加,过多的运动反会加重病情)。

(4) 药物、乙醇和毒物所致的脂肪肝患者(过多运动可能成为干扰代谢的因素)。

(5) 妊娠急性脂肪肝、Reye 综合征则应限制活动,增加卧床休息的时间。

另外,运动疗法仅适用于原发性肥胖症,而继发性肥胖则不宜多运动。因此,运动疗法开始之前应实施各种检查,并设定自己的标准体重。肥胖度 70% 以上的肥胖者可以先给予药物减肥治疗,待体重减轻至肥胖度 50% 以下时再开始运动疗法。

为什么运动疗法前先要去医院检查身体

脂肪肝患者在进行锻炼前应先进行全面的体格检查,以设定各自的标准体重,并排除各种可能的并发症,以此确定自己的运动量。

由于脂肪肝患者的疾病背景、身体适应性、生活方式多种多样,所以临床医师在指导运动前应掌握每个患者的特点,分析其发生脂肪肝的病因,根据每个人的具体情况进行正确的运动方法指导。这就要求在制定运动处方前应对患者进行详细的医疗检查、物理检查和生活方式检查。因此,脂肪肝患者,特别是高龄者的运动治疗,应在评价有无心脏疾病、肺部疾病、骨与关节疾病或脑神经疾病及其程度后施行,因在运动中可能引发低血糖、心脏病,故必须事前进行发作时的紧急处理教育,并且在运动实施过程中定期反复进行各项检查,以判断运动治疗的效果。

运动疗法前的医疗检查包括哪些内容

运动可加重心、肺等负担,可诱发隐性的心脏疾病或使其他潜在的疾病表现出来,故对想要进行运动治疗的脂肪肝患者在治疗前须作必要的医学检查,这些检查应包括如下几方面。

(1)一般情况:病史(包括现病史、既往史、家族史等),运动史(包括运动爱好、现在的运动情况),社会环境条件(如职业、工作与生活环境、经济与营养条件、周围能利用的运动设施等)。

(2)临床检查:如安静时的心电图、血压、尿常规、血糖、血脂、肝肾功能、心肺功能、眼底等。

(3)心血管运动试验:是用定量的运动负荷来检查心血管功能较敏感的方法,其种类繁多,主要目的为①评定心脏功能,是提供心脏功能和运动能力的客观指标,其测定一般应用活动平板或功率自行车试验来进行;②提供运动时的最大摄氧量及其评价;③发现潜在的心律失常或心肌缺血性改变,减少运动时意外发生;④为制定运动处方提供定量依据,通过各种运动试验可获得最大心率,以便决定运动锻炼强度的上限(安全界限)及下限(有效界限)。

此外,骨关节排列等身体检查,对预防由于运动所引起的损伤也很重要。

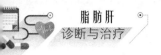

运动疗法前的物理检查包括哪些内容

在制定运动处方时，必须充分考虑患者的体型和身体适应性。进行人体测量及体脂测量，包括身高、体重、基础代谢率、腹围/臀围比、体脂百分比（通过 CT、超声波测定内脏脂肪面积与皮下脂肪面积比等判定体内脂肪分布）等。从渐增式运动负荷试验成绩所得到的心电图和血压的反应，以及呼出气的气体分析结果，可为决定安全而有效的运动强度提供有力的参考信息。此外，身体肌力、柔软性等作为评价身体适应性的指标也是常规测定的项目。

运动疗法前的生活方式检查包括哪些内容

在制定运动处方前，应调查患者的职业和工作内容、余暇时间的用法以及对运动的爱好，尤其是要调查 1 日或 1 周的活动项目及实施时间，从而根据个人生活方式制定出合理的运动处方。

另外，以营养过剩性脂肪肝为主的一系列代谢综合征也可称为"生活方式病"，一般认为其原因是生活方式紊乱，故改变多坐少动的生活方式是防治的根本性目标。

脂肪肝患者体育锻炼时应从实际出发，所选择的运动项目应为本人爱好而又易于坚持做到的，运动量适合患者身体条件，运动强度达到有效心率限度,同时必须考虑安全问题(如患者的体力、心肺功能的承受能力、环境、场地设施等)和能否达到预期目标(如体重下降程度、体脂分布和肝内脂肪改善程度),即将安全、效果与兴趣三者统一起来进行科学锻炼。

如何制定一张运动处方

运动疗法的实施主要通过运动处方实现,20世纪50年代美国生理学家卡波维奇首次提出运动处方的概念,1960年日本的猪饲道夫教授则首先使用"运动处方"这一术语,1961年世界卫生组织(WHO)正式使用"运动处方",从而使这一术语在国际上得到认可。

所谓运动处方是指:对从事体育锻炼者或患者,根据医学检查资料,按其健康、体力及心血管功能等情况,结合生活环境条件和运动爱好等个体特点,用处方的形式规定适当的运动种类、时间及频率,并指出运动中的注意事项,以便有计划地经常性锻炼,达到健身或治病的目的。

运动处方由6个基本要素组成,即运动方式、运动强度、运动持续时间、运动实施时间带、实施的频率及运动时的注意事项。脂肪肝患者运动锻炼所消耗的能量多少主要取决于这6个基本要素,故实施运动疗法时方法应合理可行,否则不仅不能产生预期的效果,甚至可能使病情恶化。

为了使运动疗法安全有效实施,应以运动前记载的各项检

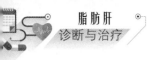
查结果为基础,根据每个人的具体情况制定个体化的运动处方。在开始运动前要有一个准备阶段,时限一般为 10～15 天。可以做一些轻便运动,以调整呼吸,使心血管功能逐步增强。待身体适应体力活动后,就可逐步过渡到选择强度较大的肌肉锻炼和时间较长的耐力锻炼为主的运动项目。运动后也不要忽视放松活动。

运动处方的原则是什么

(1) 运动处方个体化:每个人的生活方式和习惯各有差异,只有适合个体的运动形式和强度才有可能坚持不懈,因此,个体化原则除年龄、性别、疾病诊断和病情外,尚应了解患者的兴趣爱好、生活习惯等。

(2) 以全身耐力为基础:在制定运动处方时,体力的差别比性别和年龄的差别更重要,因此,即使不根据性别、年龄,而只以体力(全身耐力)情况做基础来制定的运动处方也是适宜的(个体化原则)。

(3) 循序渐进:运动强度要根据身体条件的变化进行调整,初次评定后制定的处方经过一段时间的锻炼后运动能力得到提高,要保证运动的有效性就要重新调整运动强度。

(4) 保持安全界限和有效界限:为了提高全身耐力水平,必须达到改善心血管和呼吸功能的有效强度,这就是靶心率范围。如果运动强度超过靶心率的上限,就可能有危险,这个上限称为安全界限,而达到这个靶心率最低效果的下限,即称为有效界限。安全界限和有效界限之间就是运动处方安全而有效的范围。脂肪肝患者的运动性治疗运动量可适当减少10%。

(5)持之以恒:运动锻炼1周后患者可能感觉有效,若要取得比较肯定的效果,则至少需要坚持6~8周,而且代谢的改变是暂时的。比如高脂血症患者停止训练4天后血脂水平就会恢复到锻炼前的水平,同时运动频率太低,肌肉能量得不到积累,每次运动训练后都会出现肌肉酸痛。因此,持之以恒是进行运动治疗的基本原则之一。

如何区别有氧运动和无氧运动

根据锻炼时,人体内物质代谢的方式,可以把体育锻炼项目分为有氧运动和无氧运动两大类。

有氧运动一般是大肌肉群的运动。在有氧运动期间,人体是以有氧分解代谢为主,这种运动可以提高人体对氧的利用,消耗葡萄糖,动员脂肪,改善体内各器官和系统的生理生化状态,尤其对提高心、肺、血管功能有帮助,可以促进呼吸、扩张血管、增加血液循环和组织器官氧的供应。常见的有氧运动形式有行走、慢跑、爬楼梯、游泳、骑自行车、跳舞、打太极拳、打球等。

无氧运动通常为特定肌肉的力量训练。当机体从事一些时间短、强度大的体育锻炼时,短时间内需要消耗大量的热量,而有氧代谢需要的时间比较长,这时候不能满足机体对于氧的需

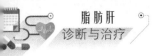

要,于是机体以无氧代谢为主提供热量,使乳酸生成增加,导致肌肉酸痛,同时心和肺突然增大工作负荷,对于心肺功能不佳的中老年脂肪肝患者,有可能导致不良后果。常见的无氧运动形式有举重、短跑、篮球、足球等。

如何选择运动的方式

脂肪肝患者的运动以锻炼全身体力和耐力为目标,宜选择全身性低强度的动态运动。具体来说,采用的运动方式应持续使用大肌肉群,并且具有节奏性和有氧代谢的特点,如慢跑与中速快步行走(既可在室外进行也可在跑步机上进行),骑自行车(包括功率自行车),上、下楼梯,爬山,打羽毛球,跳舞,跳绳,游泳,做操等。

另外,某些放松运动如打太极拳、气功等不仅可以作为整理阶段的运动项目,而且尚可作为辅助运动进行锻炼,因为其不仅能活动肢体,还对调节交感肾上腺系统活性和内分泌系统有益,有利于降脂减肥等。

一些以无氧运动为特征的运动项目以及局部锻炼,如举重、短跑、足球、单杠、双杠、篮球、柔道等,虽然也增加能量的消耗,但却使糖酵解增加,肌糖原的消耗和乳酸增多,使血糖和机体的酸碱度(pH 值)降低,导致食欲亢进,游离脂肪酸的消耗受阻。因此,降脂减肥、促进肝内脂肪消退的效果远不如有氧运动的好。

综上所述,脂肪肝患者的运动项目应以低强度、长时间的有氧运动为主。以有氧代谢为特征的动力性活动对脂肪肝患者的降脂减肥、促进肝内脂肪消退效果较好。患者应根据自己的爱好、原有的运动基础、肥胖程度、体质、居住环境及年龄等,选择不同类型的有氧运动项目。选择的运动种类尽量不需要特别的技术和器械,最好无论在什么地方、什么时间都能实施,运动强度不宜过强,动作协调、有节奏为宜。

为什么家务劳动不能代替体育锻炼

日常家务劳动时被动的体力消耗并不一定很大,但劳神耗时,带来的疲劳感很明显,况且常常是身体局部的感觉过强,如久站后腰酸背痛等。因此,对于整日忙于工作或家务的脂肪肝患者仍应挤时间进行适量的全身锻炼。

如何观察心率来掌握运动量

降脂减肥的效果能否取得满意的效果,往往取决于运动量的大小是否掌握得当。运动量过小,不能消耗多余的热量,降脂减肥的效果就不理想。按运动医学理论,运动的强度要达到一定的阈值才能产生运动效应,这个阈值必须超过呼吸、循环功能的某种水平。但这并不是说运动强度越大越好,运动量过大,超

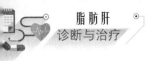
过身体的负担能力,会造成过度疲劳和运动性损伤,并且会带来血压升高等不良反应,影响健康。

运动时可以达到的每分钟最大耗氧量是衡量机体有氧代谢能力和运动能力的重要指标,一般人最大的耗氧量为每分钟2～3 L,运动员可达每分钟5～6 L,运动时每分钟耗氧量占最大耗氧量的百分比是衡量运动强度的常用指标之一。

临床研究表明,改善脂代谢所需的运动强度应比日常活动稍强,以最大耗氧量的60%强度运动时,减肥降脂的效果最为显著,而低于最大耗氧量40%的运动,则起不到减肥的作用。

由于心率与耗氧率有较好的相关性,实际应用中常常用心率表示运动强度。脂肪肝患者运动时,心率或脉搏至少应维持在每分钟100次以上,一般目标心率可以用"170－年龄"来计算,最多不要超过"200－年龄"的上限。要是锻炼后心率和预计值差不多,说明运动量合适。如果低于这个数值的5次以上说明运动量过小,而超过这个数值的5次以上则说明运动量过大。

由于心率并不总与运动强度相关,并且有些患者正确测定心率有困难。因此,对于脂肪肝患者来说,并不一定以心率作为衡量运动强度的唯一标准,可将运动后劳累程度作为另一标准。一般以运动时脉搏加快,持续30分钟以上,运动后疲劳感10～20分钟内消失为宜。此外,运动量大小以达到呼吸加快,微微出汗后再坚持锻炼一段时间为宜。锻炼后,若有轻度的疲劳感,但精神状态良好、体力充沛、睡眠好、食欲佳、说明运动量是合适的。若是锻炼后感到十分疲劳、四肢酸软沉重、头晕、周身无力、食欲欠佳、睡眠不好,第二天早晨还是很疲劳,对运动有厌倦的感觉,说明运动量过大,需要进行调整。

锻炼过程中,如果出现呼吸困难、面色苍白、恶心呕吐等情况,应立即停止运动,必要时应采取相应的处理。

为什么要坚持一定的运动时间

作为有氧运动,考虑呼吸、循环器官的适应性和对糖、脂质代谢的影响,运动的时间最低应持续 15～20 分钟以上。因为只有达到这个时间,人体才开始由脂肪供能。而且,运动时间越长(1～2 小时),脂肪氧化供能的比例越大,减肥效果越好。

对于脂肪肝患者而言,持续有氧运动 15～20 分钟一般是容易做到的。如坚持困难则需考虑是否运动强度过高。从用"强度×时间"表示运动量来看,高强度运动时持续时间要比较短,如果强度低则持续时间宜长。而从预防对关节和肌肉等的损伤角度出发,重复同一动作的散步和慢跑等运动,最长应限制在 60 分钟以内。

故应按照脂肪肝患者的生活背景和肥胖程度来考虑运动时间和强度的搭配。运动量渐增,并做到有恒、有序和有度,每次锻炼时必须完成规定的运动指标。以步行为例,可从每日 5 000步,渐增至每日 7 000～10 000 步,进而加快步伐,阶段性地增加运动量。亦可遵循"3、5、7"原则,即每日 3 000 m(30 分钟内),每周 5 天,每次步行后脉搏与年龄之和为 170。

每次运动的时间也应合理安排,一般先做 5 分钟准备活动,

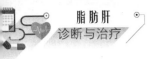

训练至目标心率后的运动时间应超过 20 分钟,然后可根据体力情况进行短时间的肌肉力量训练,最后是整理活动 5～10 分钟,整理活动可使血液从四肢逐渐返回心脏,以免出现心脏缺血或自主神经系统不平衡的症状,因此不可忽视。

为什么说运动疗法贵在坚持

肥胖者在开始锻炼的 1～2 个月内,减肥效果并不明显,稍增加运动量便感到疲劳。其原因为肥胖者活动时快速消耗的是葡萄糖而不是脂肪。然而,如果能坚持天天锻炼,那么大约 6 周以后,肌肉变得能抗疲劳,减肥效果也就开始出现。因此,脂肪肝患者体育锻炼贵在养成习惯,持之以恒,尽量做到每天(起码每隔1 天)坚持锻炼,巩固已取得的成绩,逐步递增运动量,延长运动时间。

饭前运动好还是饭后运动好

从抑制饭后血糖升高的角度考虑,饭后 60 分钟到 120 分钟内运动最为有效。但是,日常生活中在这个时间段可以运动的人有限。此外,也有专家认为,饭前运动容易消耗脂肪和能量。因而推荐时间为晨起 7 时至 9 时,午后 4 时至 5 时。

其实,患者不必过于拘泥饭前饭后,可依自己的实际情况来安排运动的时间段,但最好避开饭后立即进行,以不妨碍食物的消化吸收,也应避开凌晨和深夜时间以免扰乱身体节奏。

然而,对于合并有糖尿病的脂肪肝患者,还是应该饭后1小时左右进行锻炼。如果糖尿病患者在进行胰岛素或口服降糖药治疗,锻炼前最好补食,并携带糖果、甜味饮料等,以防可能出现的低血糖。另外,饭后运动量不可过大,以散步或其他轻体力活动为宜。

据研究,同样的运动项目和运动强度,下午或晚上锻炼要比上午锻炼多消耗20%的能量。所以,运动锻炼时间最好选择在下午或晚上。散步的最佳时间是晚饭后45分钟,此时热量消耗最大,减肥功效最好。

为什么步行是脂肪肝患者最好的运动方式

有人认为,脂肪肝患者最好的运动是步行,因为步行自始至终都是有氧运动,且符合人体生理特点。步行不需要特殊的场地,不需要特定的器械。利用计步器,规定一日步数目标后努力去实现,是最简单易行的方法。步行运动强度较小,比较安全,特别适合年龄较大、身体较弱的患者。

在各种方式的步行中,快步走对于脂肪肝患者是最理想、最安全的有氧运动方式。快步走是指以中等大小的步伐、较高的频率、保持每小时5~6 km速度的一种步行方式。快步走的运动耗能较大,对于人体脂肪消耗较明显,从而能有效地改善

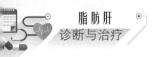

患者的脂质代谢。一方面,快步走所消耗的热量较多,能够有效促进人体的新陈代谢,加速血液循环,对减少胆固醇、甘油三酯也很有好处。另一方面,快步走又不同于跑步、跳绳、登山等运动,一般不会对人体造成伤害。因而,快步走既能保证运动治疗的效果,又可以较大限度避免危险情况发生。另外,快步走还能有效增强患者的身体素质,对于患者抗病能力的增强也很有好处。

建议脂肪肝患者从慢速步行开始,逐渐增加步行速度,达到115～125 步/分。起始可每日半小时步行 5 000 步,以后渐增至 7 000～10 000 步,阶段性地增加运动量。可遵循"3、5、7"原则,即每日 3 000m(半小时内),每周 5 天,每次步行后脉搏与年龄之和为 170。

为什么游泳是适合大多数患者的有氧运动

在所有的有氧运动中,游泳可谓是降脂效果最好的一项运动,它能够有效帮助人体消耗多余脂肪。由于水的密度、导热性与空气不同,水的温度较气温低一些,因而人体在水中运动时,身体释放热量要比在陆地上快得多,且水温越低人体释放热量就越快,人体内多余的脂肪也就得以消耗了。另外,水对人体具有一定压力,人体在水中运动比在空气中运动所受到的阻力要大得多,而人体在一定的压力和阻力下进行运动,热量和脂肪的消耗会更加迅速。除了能够促进热量和脂肪的消耗,起到调节脂质代谢的作用外,游泳还有助于稳定情绪、降低心率和血压。

为什么要坚持一定的运动频率

一般认为,通过运动改善代谢的效果可持续数日,考虑到疲劳和参加运动的积极性下降,运动实施频率以每周3～5天较为适合。具体应根据锻炼者的肥胖程度、闲暇时间和对运动的爱好因素来决定。如果疲劳不持续到第二天,每日进行锻炼也可以。周末休息2天者一定要抽出时间去参加减肥锻炼。

运动锻炼不应间断,若运动间歇超过3～4天,则效果及蓄积作用将减弱。

减肥见效后,可以适当地降低运动量,减少运动次数,但锻炼的习惯不能放弃。

有助于坚持运动的小窍门有哪些

(1) 选择自己喜爱的运动方式。

(2) 运动时间安排在较为方便的时候。

(3) 邀好友一起运动。

(4) 制定切实可行的运动计划。

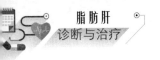

运动时要注意哪几个问题

（1）患者自行运动时,嘱其准备一张医疗卡,标明自己的姓名、住址、联系人、联系电话、患病情况等,于运动中佩戴,发生意外时可及时发现和处理。

（2）指导患者选择合适的运动鞋,除透气性好外,还应有一定的伸展空间,避免脚部与鞋帮摩擦引起脚部皮肤损伤。鞋底要有一定厚度,有较好的弹性,以减少运动对下肢关节的撞击力。

（3）运动后如果出汗较多,不宜马上洗冷水浴或热水浴。因为运动后皮肤血管处于显著扩张状态,血压较低。若用冷水冲浴,可引起皮肤血管收缩,导致血压升高,增加心血管负荷。如果用热水冲浴,会对机体产生刺激作用,导致皮肤血管进一步扩张,血压更趋降低,易引起晕厥等。正确的方法是在运动后心率恢复正常,汗已擦干后再进行温水淋浴。

（4）运动时要注意避免追求减轻体重而随意加大运动量。

（5）伴有糖尿病者必要时需额外补充食物,可于运动前进食牛奶、水果、饼干等。如果运动时间较长,则每隔30～40分钟补充一次食物,故运动时最好随身带些饼干、糖果,有低血糖先兆时可及时食用。此外,还要与药物等治疗相互协调,注意避开药物作用高峰期,以免发生低血糖。

（6）患者在运动锻炼期间,必须注意运动与饮食、药物协调的问题。既要控制饮食,又不能缺乏营养。同时,要注意及时调整药物剂量,尽量以最小量化学手段和最大的生理性措施达到最佳的治疗效果。

为什么运动减肥会失败

不少肥胖性脂肪肝患者曾经尝试过运动减肥,但常以失败告终。为何如此,不妨找找原因。

(1)是否选择了不适当的运动项目:胖人运动犹如体重正常者在负重的情况下运动,这样膝关节和踝关节负担过重。最初如果选择跑步、上下楼梯、爬山之类带有冲击力的运动,关节往往就会因为难以承受过大的冲击力而损伤,被迫停止运动。有研究表明,穿弹性好的鞋进行长距离散步,骑自行车远行和游泳等,是减肥者开始锻炼时适宜的运动方式。

(2)是否三天打鱼两天晒网:运动减肥的目的在于提高新陈代谢,消耗过多的脂肪。运动时消耗大量能量,即刻减肥效果最强。停止运动后,旺盛的机体代谢最多再维持一天。如果每周运动次数太少,或长期停止运动,可因食欲增加而过量饮食,使原有的减肥效果被抵消,以至于前功尽弃。因此,减肥运动要每周有一定的频度,并持之以恒。

(3)是否与饮食控制相结合:减肥运动期间,机体代谢十分活跃,食欲大增。如果以为运动时消耗过多,可以不节制饮食,那就很难获得理想的减肥效果。

脂肪肝患者的生活保健

○── 为什么说脂肪肝是一种生活方式病

　　脂肪肝的发生除了病原学、药物、遗传等因素而外,更多见于酗酒、肥胖、高脂血症的人群,并与多种不良行为或者嗜好密切相关。不良行为是指个体或群体在偏离个人、他人、社会的期望方向上表现的一组行为。其主要特点有:该行为对自己、对他人、对整个社会的健康有直接或间接的、明显或潜在的危害作用(酗酒、吸烟);该行为对健康的危害有相对的稳定性,即对健康的影响具有一定作用强度和持续时间(不良的生活习惯或嗜好);该行为是个体在后天生活经历中习得的(不良的生活习惯或嗜好)。

　　世界卫生组织曾指出:"个人的健康和寿命 60% 取决于自己……生活方式是疾病发生的主要原因。""不良的饮食习惯和生活方式是造成人类诸多慢性病的罪魁祸首,这些温柔的杀手,每年都夺去世界上数以千百万人的生命,如果人们不觉悟,未来的 21 世纪将为此付出更沉重的代价"。

　　肥胖与诸多不良行为或生活习惯都有关。肥胖是现代多发病的主要致病原因,肥胖已成为世界性难题,与艾滋病、吸毒、肿瘤等一起列为人类健康的主要"杀手"。我国肥胖人群已达 7 000 万人左右,占总人口的 4%～5%。部分资料显示,城市人口中有

17％为肥胖者,大城市更高达 30％,儿童肥胖问题也日趋严重。肥胖者脂肪肝的发病率为 57％～74％,是正常人群的 6 倍,是脂肪肝发生、发展的重要病因。但肥胖是可以通过改变行为、生活方式,特别是饮食习惯而加以防治的。因此,行为指导,建立健康行为,健康的生活方式及饮食习惯对于预防和治疗脂肪肝,特别是单纯性脂肪肝、肥胖相关脂肪肝是非常重要的,也可能是唯一有效的基本措施。

脂肪肝患者如何进行心理治疗

当今医学模式已从原先的生物医学模式转变为"生物心理社会医学"模式。健康的概念也不再局限于没有疾病,而是一种身体上、精神上和社会上的完满状态。生物因素固然与疾病的发生密切相关,但是心理因素及不良行为等社会因素在疾病的发生、发展中同样起着重要作用。因此,对于许多疾病的发生、发展应考虑心理因素的参与,正确合理的心理治疗对于脂肪肝患者的康复十分重要。

过去,人们对脂肪肝和肝纤维化能否发生逆转一致抱怀疑态度。但近年来,越来越多的国内外学者研究证明,脂肪肝和肝纤维化通过合理治疗,可以完全恢复正常,真正由非酒精性脂肪肝引发的肝硬化毕竟不多。

此外,尽管肥胖症、糖尿病等相关性脂肪肝确有遗传因素参与,但遗传因素只有在不健康的生活方式和不科学的饮食习惯

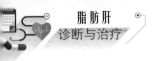
基础上才起作用。因此,有必要加强患者对减肥治疗的信心,让患者认识到肥胖与自己的不良行为有关。

许多肥胖性脂肪肝患者曾尝试过不少减肥方法,但减肥的多次失败,又会造成信心不足,不能与医师主动配合。所以,应在各种治疗计划开始时向患者说明所采取治疗的意义,做到相互配合。在治疗过程中,应定期总结患者所取得的成绩,并予以鼓励,以取得成功。

肥胖相关脂肪肝的节食心理疗法有哪些

肥胖症的节食心理疗法是根据条件反射原理,纠正肥胖者由于异常饮食习惯所致的过食行为,以培养有助于减肥的良好饮食习惯。

(1)厌恶法:运用外界的因素使肥胖者产生厌恶心理,以抑制强烈的食欲诱惑。比如在进食的场合,写上预防肥胖和脂肪肝的某些警句。如"肥胖将使你臃肿难看,体弱多病""脂肪肝将导致你肝脏损害并会诱发肝硬化"等。当你对美味佳肴正欲饱餐一顿时,这些警句可能起到告诫作用,使你能有所克制,保持节食的良好习惯,从而不至于纵饮纵食。或由治疗者讲述厌恶情感或反应,将之与肥胖者想象中的不良行为情境联系起来,从而减少饮食的总量并避免高脂肪高胆固醇饮食。

(2)想象法:有人体验肥胖者在食欲强烈的时候,只要想一想自己如果过食而使体型臃肿,进而会诱发糖尿病、高血压、脂肪肝、冠心病等,就会使其体内消化液分泌减少,胃口大减,从而不思饮食或不至于过量饮食,达到节制饮食减轻肥胖的目的。

（3）转移法:当肥胖者无法摆脱强烈食欲诱惑时,运用心理转移法,即把注意力转移到另一更具有吸引力的东西或某一项活动上去,这样往往有可能使之"拒食"或无机会进食。比如,在产生食欲之际外出游玩或咀嚼一些低热量的食物如橄榄、胡萝卜、口香糖之类。具体活动应根据自己的爱好适当加以选择,吸引力越大,兴趣转移越快,节制饮食的效果也就会越好。

（4）自控法:即通过记录饮食日记,自我监控、观察、认识自己的饮食行动,以便自我控制。根据肥胖者的膳食特点,可依据下列四条原则来改变饮食方式:一是在一定的地点、时间就餐;二是不边看电视边吃食物;三是进食时细嚼慢咽,仔细品尝味道;四是自己主动控制饮食量,制造每日中、晚餐之前有半小时以上的饥饿时间,从而产生饥饿感刺激大脑,使大脑发出将体内积聚的脂肪变成热量的信号。经过反复刺激,可使脂肪代谢系统的功能得以健全,也就达到了减肥的目的。

什么是行为疗法 ⊶

行为疗法又称为行为矫正疗法、学习治疗、行为修正疗法,是现代心理治疗的一种重要方法。它是在行为注意理论、条件反射原理基础上发展起来的处理患者和改变不良行为的一整套行为矫正疗法。

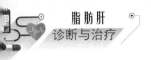

脂肪肝的行为治疗系通过改变脂肪肝患者及其高危人群的不良饮食、生活习惯和嗜好,从而达到预防和治疗疾病的目的。行为疗法已成为脂肪肝综合治疗措施之一,广泛应用于肥胖、2型糖尿病、高脂血症及其相关的脂肪肝以及酒精性肝病的治疗。至今已有100多项临床试验报道证实行为疗法的有效性,行为疗法的具体措施也在日渐完善之中。

健康行为是指人们为了增强体质和维持身心健康而进行的各种活动。健康行为对于预防各种因行为及心理因素所致的疾病具有非常重要的意义,健康行为包括:均衡营养、合理运动、心理健康、戒除劣习。

脂肪肝患者常见的不良行为有哪些

人的心理与行为受生物、心理、社会三方面的影响。不良行为的形成常常是多方面、多因素、长时间综合作用的结果。脂肪肝患者常见的不良行为可大致分为营养失衡的饮食习惯、酗酒、吸烟、不规则进食、惰性行为几大类。

偏食、挑食,过分追求高营养、高热量、高脂肪的食物是导致营养失衡,疾病产生的重要原因之一。

酗酒行为与心理、社会因素密切相关,社会文化背景对酗酒有着更为直接深刻的影响。然而,饮酒与许多慢性疾病有关,已成为非传染疾病的主要致病原因。

吸烟是一种复杂的行为,同样受社会因素和心理因素的巨大影响。最初的吸烟多与社会压力、心理变化相关,如来自生活、工作的压力,自尊心、地位认同或人际交往的需要等,最终发展成为维持心理和某些生理功能的工具。吸烟是一个全球性的危害个体及公共人群健康的严重社会问题,也是引起多种疾病的致病因素。

不规则进食是指集中进餐、快速进餐、过量进餐和夜间加餐。

此外,快节奏的生活、高压力的工作竞争,以车代步、以电梯代步,家庭生活的日益自动化,助长了现代人的惰性。不爱活动和锻炼的人消耗能量减少,容易转化为脂肪储存而发生肥胖。

哪些饮食习惯不利于健康

(1) 集中进餐:早晨起床晚,食欲不振,不吃早餐;中午因工作等因素,敷衍马虎进餐(量也不多);下午开始食欲增加,从晚餐到就寝前摄取全天所需热量的大部分(晚餐、夜宵等)。动物实验发现,相同分量的饲料,1 天喂食 1 次与分成 6 次喂食相比,前者使大鼠积存大量脂肪,提示集中饮食与肥胖存在一定的关系。

(2) 快速进餐:从进食开始,到食物被胃所容纳,产生信息传递至中枢神经系统产生饱腹感这一过程一般需要 10～15 分钟。进食并充分咀嚼食物,可刺激脑肠肽分泌,一方面延缓胃排空,有利于营养物质的消化吸收,同时通过迷走神经传递信息至中枢神经系统,作用于丘脑饱食中枢,产生饱食效应,减少或停止食物的摄入。由此可见,进食速度越快达到同样饱腹感所需要

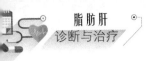

的食物就越多,其后果不言而喻,必然导致肥胖。

(3) 过量进餐:不管饿与不饿,总是习惯吃零食;常边看电视、看书或看报边不知不觉不停地进食;情绪不安或排解压力时不停地吃东西;为了节约而扫尽剩饭菜肴;参加应酬饱餐一顿;家人晚归,再陪着进餐等没有节制的饮食习惯均与肥胖密切相关。

(4) 夜间加餐:晚上由于迷走神经兴奋,促进胰岛素分泌,脂肪合成增加,并且晚上体力活动少,能量支出少,消化系统血供丰富,消化吸收功能增强。夜间进餐将使多余的热量以脂肪的形式储存起来。

怎样纠正这些不良的饮食行为

(1) 在餐桌放上自己大腹便便的照片,使自己面对美味佳肴,正欲狼吞虎咽时,受到反面刺激而抑制食欲(厌恶训练)。

(2) 进商店时,避免经过食品柜台,不去快餐店,不买零食,不在办公室和家里放零食。

(3) 无法摆脱食欲诱惑时,根据个人兴趣嗜好,设法转移注意力至其他更有吸引力的活动或事情上(转移训练)。

(4) 规定进餐速度,每口食物咀嚼的次数,每餐中间放下餐具歇息的次数及时间。

(5) 根据体重、能量消耗设定每日摄取热卡的总量。

(6) 体重每下降500 g,就往袋子里放同等重量的沙子,经常拎袋子,袋子的重量相当于自己减轻的体重,使患者坚定自己的信心。

（7）养成饭后购物的习惯,因为空腹时采购食品,容易受食欲的支配而购买过多的食品(多买意味着多吃)。

（8）购买食物要有计划,依事先拟好的购物单购物。拟定购物单要有计划,不要冲动购物。

（9）避免购买方便面等速成食品,而应选择烹调时费力的食品,因为这些食材才是未经过度加工的健康食品。

（10）糖果、点心、水果等食品要存放在不易看到和不易取拿的地方。

（11）以低热量的食品取代高热量食品,当吃的欲望十分强烈时,可以黄瓜、番茄、减肥食品等代替,或通过串门、打电话、看减肥录像或书籍等取代饮食活动。

（12）不要用大碗盛菜饭,且每次盛的量要少。

（13）进食速度要放慢,每餐时间以 20～30 分钟为宜。

（14）要专心吃饭,避免在紧张、焦虑等情绪激动时进食,吃饭时不看电视、不听音乐等,以免在无意中进食过多。

（15）用餐要定时。

（16）避免饱食,每餐宜七八分饱。

（17）不要因为怕浪费而吃完多余的食物。

如何做到细嚼慢咽

进食的数量和速度在一定程度上呈正相关。肥胖者往往吃饭很快,甚至几乎不咀嚼,而进食速度越快达到同样饱腹感所需

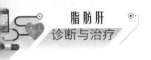

要的食物就越多。减慢进食速度,增加咀嚼次数能有效减少摄食量。

学会控制咀嚼与吞咽动作的频率,充分咀嚼,每口至少咀嚼20次以上,仔细品尝每一口食物的滋味。

在进食中,还可常常放下餐具歇息一会,这样能延长进食时间,有利于部分食物开始消化后产生饱腹信号,同时想一想自己是否吃得太多了,是否可再减量。

不吃早餐容易发胖吗

早餐对于人体健康非常重要。不吃早餐,人体只得动用体内储存的蛋白质。久而久之,会导致皮肤干燥、起皱和贫血等,加速人体的衰老。同时,早餐提供的能量和营养素在全天能量和营养素的摄取中占有重要地位,国外相关实验证明,如果早餐摄入的营养不足,很难在其他餐次中得到补充,不吃早餐或早餐质量不好是引起全天能量和营养素摄入不足的主要原因之一。并且,一顿凑合的早餐,难以补充夜间消耗的水分和营养,会造成血液黏度增加,增加患脑卒中、心肌梗死的可能。而且不吃早餐,胆汁就会因长时间缺乏食物刺激而处于淤滞状态,容易产生胆结石。

人体所需要的能量主要来自于糖类。早晨起床后,已大约有10个小时没有进餐,胃处于空虚状态,此时血糖也降到了进食水平。开始活动后,大脑与肌肉消耗糖(即血糖),于是血糖水平会继续下降,这时如果还不进餐或进食低质早餐,体内就没有足够的血糖可供消耗,人体会感到倦怠、疲劳、暴躁、易怒、反应迟钝。

有的人喜欢吃高热量的早餐,午餐和晚餐则为低热量或省略不吃;而有的人早餐只是简单凑合,午餐和晚餐却相当丰盛、高热量。这两种人一天摄入的热量虽然相同,但脂肪氧化的情况却不同。早餐吃高热量食品的人,由于上午体力消耗较大,再配合低热量的午、晚餐,脂肪不容易囤积。而早餐不吃或吃得太简单的人,根本无法提供足够的热量和营养,等到午、晚餐的时间,脂肪消耗的能力变差,而又吃进高热量的食物,结果是吃进的热量比消耗的热量多,当然易变胖。此外,经常不吃早餐并且在早晨活动消耗量大者,由于脂肪分解,导致血液中游离脂肪酸显著升高,容易引起机体的代谢紊乱。因此,经常不吃早餐的人有双倍的可能性变得肥胖。

如何才能养成良好的生活习惯

养成良好的生活习惯对于预防各种因行为及心理因素所致的疾病具有非常重要的意义。对于脂肪肝患者而言,良好的生活习惯包括均衡营养、合理运动、心理健康、戒除劣习。

合理膳食是指根据不同人群在生活、工作或劳动强度、环境所需能量的大小调整饮食摄入的总热量。注意碳水化合物、脂肪、蛋白质摄取的比例适当;膳食纤维的补充,饮食结构、食物摄

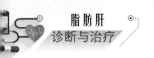

入的合理安排；烹调方式以蒸、煮、烩、拌等为主。饮食要定时定量，定时有助于增进食欲，促进消化。均衡饮食，避免偏食、挑食是预防和改善体重超重或肥胖的基本前提。养成细嚼慢咽的进食习惯，认真品尝每一口食物。

提倡适当的运动。惰性、不热爱体育锻炼是肥胖者的共性问题。在脂肪肝的形成原因中，活动过少可能比摄食过多更为重要。脂肪肝患者应避免养成久坐懒动的习惯，平时应多步行，最好早、晚各走 20～30 分钟；少坐车，多走路；少乘电梯，多走楼梯。根据条件，参加适当的体力劳动，但是视体力劳动等同于运动也是常见的认识误区。体力劳动仅仅是躯体部分运动，体育锻炼是机体各个系统均能得到全面、充分、合理的运动，达到增强器官功能，增加肺活量，锻炼肌肉，活动关节，延缓因年龄带来的老化与衰退。

保持健康的心理状态。借酒浇愁，发泄不满情绪而暴饮暴食，控制情绪而过度吸烟，情绪低落而卧床不起等均与疾病的发生有关。肥胖者往往存在心理障碍或行为偏差，如不愿与人交往，与陌生人交往时特别胆怯，因自己的身材形体影响就业、婚恋而产生自卑感，形成自我封闭等。因此，起居有序，生活适度，劳逸结合，善于休息，轻松幽默，主动改变行为方式是培养健康心理的基本要素。必要时可求助于心理医师。

戒除一切有损于健康的不良行为、不良生活习惯或嗜好，尤其是与脂肪肝发生有关的劣习，比如：饮酒、多食、偏食、挑食、吃零食、吃夜宵、过多摄入油腻食品，进餐过快，逃避运动等。

情绪化进食如何巧治疗

所谓情绪化的进食是指不管饿不饿,一旦工作生活压力大,就想大吃一顿。即把吃东西当作一种精神上的安慰,而非身体切实的需要。回想一下,当你感到失落的时候,咀嚼使你感到舒适,似乎真的可以缓解紧张情绪,并逐步成为你的习惯,结果导致热量过剩,长期下来就可导致肥胖及其相关疾病。除情绪变化外,女孩对吃东西的强烈渴望还和她们的生理周期有着密切的关系。

当你拥有食物时,试图摒弃贪吃的想法,尝试一下其他的健康选择,这些选择会改变你身体的化学反应,从而使你彻底放弃做情绪化进食者的想法。

当你悲伤或沮丧时,你可能会吃蛋糕、饼干、小松饼。放弃情绪化进食的方法可以是出去活动,戴上耳机。运动和音乐会与食物产生同样的作用。有研究证明,30分钟以上的户外活动可以消除沮丧情绪。

当你心碎时,你可能会吃巧克力。放弃情绪化进食的方法可以是给一个情义相投的朋友打电话,倾诉你的心情,无论是大笑一场还是大哭一场都能释放你的情绪。

当你感到压力很大、愤怒或焦虑时,你可能会吃通心粉、面包圈、薯条、薄脆饼。放弃情绪化进食的方法可以是泡一个热水澡。通过一次热乎乎的浸泡放松肌肉缓解压力。平静可以沉

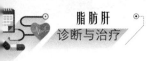

思,沉思能将紧张的情绪转化。

当你感到疲劳、无聊或不能集中精力时,你可能会喝可乐、甜酒或吃糖果。放弃情绪化进食的方法是:吃一个苹果、橘子、香蕉或一些葡萄。高糖分的糖果和饮料会使人的血糖指标增高,而水果中的营养成分和纤维素能使你的血糖指标保持平衡。

行为治疗有哪些方式

(1) 集体治疗:比如减肥俱乐部、交友小组、戒酒者互助小组等形式,通过集体治疗,互动分析而显示出其特有的优越性。成员之间的信息传递,有助于自我认知水平、人际交往方式的提高以及个人行为的重建。集体治疗也有助于同类人群之间情绪的彻底宣泄,心态平衡,或者彼此分享成功的经验,行为模仿,学会寻找解决问题的方式,增加希望和信心。

(2) 家庭治疗:生活方式和行为的构建与家庭背景密切相关。因此,治疗者必须从家庭生活模式的障碍或家庭中交流障碍的角度去发现不良行为产生的因果关系,重新界定治疗的目标。获得家庭成员的支持、理解和配合,对于矫正患者的不良行为十分重要。有研究报道,减肥过程中,家庭成员参加的疗效明显优于无家庭成员参加的。

(3) 个人治疗:仅限于一个医师面对一个患者。适用于部分不愿意公开个人行为及思维的患者。坦诚、无条件的积极关注,并给予感情移入性的理解(站在患者的立场去看待他们的问题、体会他们的痛苦和心情),使患者恢复健康心态,配合行为矫正的治疗。

怎样才能更好地戒酒

戒酒疗法是帮助患者明确戒酒是预防和治疗酒精性肝病的唯一有效方法。戒酒的具体措施包括以下几方面。

(1) 了解有关酒的知识,从思想上认识到嗜酒对酒精性肝病发生、发展的危害,下决心戒酒。

(2) 长期嗜酒者,可以从减量、减少次数开始。如每天喝2次的,减为每天1次;由每天饮,改为数天饮1次;再减为平日不饮,仅仅逢年过节,亲朋相聚时饮,直至最后完全戒掉。

(3) 分散注意力。当想喝酒的时候,马上吃饭、喝茶,或找人聊天、下棋,或出外走走,做些体育活动,通过转移注意力消除"酒瘾"。

(4) 开始戒酒的时候,决心要大,取得家庭成员的支持。家人可实行经济措施,家里不存酒,也不买酒,坚持一段时间就会收效。

(5) 对于酒精依赖者,戒酒初期为了防治戒酒综合征(肢体震颤、情绪激越、坐立不安、恶心呕吐、大汗淋漓、易激惹、感知异常、出现幻觉等)的发生,必要时戒酒期间可以住院,对出现的各种情况予以相应处理或治疗。

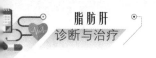

为什么说脂肪肝预防胜于治疗

众所周知,脂肪肝的发生主要与肥胖、2型糖尿病、嗜酒等多种因素有关,因此必须采取综合的社会性预防措施才能收到较好的效果。

(1) 科学合理的饮食制度:调整膳食结构,坚持以植物性食物为主,动物性食物为辅,能量来源以粮食为主的传统的中国膳食方案,避免西方社会"高热量、高脂肪、高蛋白质、低纤维"膳食结构的缺陷,以防止热量过剩,预防肥胖、2型糖尿病、高脂血症以及脂肪肝等代谢综合征疾病的发生。

(2) 纠正不良饮食习惯、戒酒:一日三餐定时定量,早餐要吃饱、中餐要吃好、晚餐大半饱,避免过量摄食、吃零食(特别是甜食)、夜宵等不良习惯,以免扰乱代谢功能,诱发肥胖、糖尿病和脂肪肝。对于常年嗜酒者来说,彻底戒酒是预防酒精性肝病的唯一有效方法。

(3) 中等量的体育锻炼:人体对于多余热量的利用,除了转化为脂肪储存外,主要通过体力活动消耗掉。在肥胖病的形成原因中,活动过少比摄食过多更为重要。因此,为了健康的需要,应根据自身的情况,坚持参加中等运动量的锻炼,并持之以恒。避免养成久坐少动的习惯。

(4) 慎重选择用药,防止药物性肝病:药物均具有两重性,有治疗疾病的一面,也有产生不良反应的有害一面。肝脏是药物代谢的主要场所,用药不当极易产生药物性肝病。故应严格掌握用药指征,合理调整药物剂量和疗程,避免长期应用四环素、糖皮质激素、合成雌激素、他莫昔芬(三苯氧胺)等药物,以防药物性脂肪肝。

(5) 定期健康体检,有效控制疾病发展:对于有肥胖症、糖尿病、高脂血症和脂肪肝家族史的个体,应有自我保健意识,定期查体,以尽早发现肥胖、脂肪肝、糖尿病等疾病,从而及时采取相关措施阻止病情发展。

预防脂肪肝,如何从"管好嘴巴"开始

(1) 不能吃得太饱:控制总热量,每餐七八分饱足矣。据统计,肥胖成人若将每天的热量摄入减少 $20\%\sim30\%$,每周体重可减轻 0.5 kg。

(2) 不能吃得太好:调整饮食结构,多吃粗粮、蔬菜,少吃油腻、煎炸及动物性食品。

(3) 不能乱吃:三餐分配应"朝四暮三",即按早 4、午 3、晚 3 的比例分配三餐,做到"早吃饱、中吃好、晚吃少"。重点控制晚餐,不吃夜宵,不吃零食和甜食。

(4) 多饮茶水,喝咖啡不要加奶和糖,少喝果汁和含糖饮料,不喝酒。

(5) 睡前别喝奶,以免导致热量过剩,可把牛奶或豆浆放到早餐时饮用,不要把乳品当饮料。

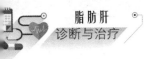
（6）水果并非多多益善，不妨用黄瓜、番茄、胡萝卜等蔬菜代替水果。水果最好在餐前或两餐之间饥饿时食用，且每次只吃一种，尽量选体积中等，甜度不是太高的，比如梨、苹果等。此外，吃水果的时机也很有讲究，对脂肪肝患者而言，上午吃是"金"、下午吃是"银"、晚上吃是"铜"、睡前吃是"垃圾"。

有助于预防脂肪肝的食品有哪些

中医药学在与疾病做斗争的长期过程中，逐渐发现许多食物具有药物的性味，可以养生与防病治病。

（1）黄瓜、萝卜、冬瓜、山药、魔芋、芹菜、菠菜、空心菜、番薯、芦笋、洋姜、大蒜、苦瓜、南瓜、胡萝卜、白菜、茄子、藕、菱角、番茄、荸荠、茭白、莴苣等新鲜蔬菜含有丰富的维生素、纤维素、无机盐和微量元素。肥胖、糖尿病、高脂血症患者每天吃 500 g 左右的蔬菜，可起到充饥、降血脂、减肥和防治脂肪肝之功效。

（2）蘑菇、草菇、香菇、平菇等菌类食物是一种高蛋白质、低脂肪、富含天然维生素的健康食品，具有许多独特的保健作用，如降血脂、降血压、促进钙质吸收以及抗病毒、抗肿瘤等，因此该类食物有助于防治脂肪肝。

（3）黄豆、豌豆、黑大豆、绿豆等豆类及其制品豆浆、豆腐、豆粉，是人体蛋白质的良好来源，也是防治高脂血症、冠心病和脂肪肝的健康食品。每 100 g 大豆含蛋白质约 40 g，脂肪 16～20克，其中多不饱和脂肪酸占 60% 左右，且含有丰富的磷脂、维生素、微量元素等有益成分。每天如能以 20 g 大豆蛋白质替代动物性蛋白质,对预防心脑血管疾病非常有益。

(4) 海带、黄鳝、鱼类、牡蛎、珍珠、蛤蜊、田螺等水产品可以降低血清甘油三酯和胆固醇水平,促进肝内脂肪沉积消退。高脂血症脂肪肝患者经常食用海鱼、海带、紫菜,可降低血脂,抑制血小板聚集,从而有利于预防和治疗动脉粥样硬化、冠心病和脂肪肝。

维生素对脂质代谢和脂肪肝有何影响

维生素是维持人体生命和健康必不可少的物质。它不能在人体内合成,或合成的量很少,不足以满足人体的需要,所以必须由食物或药物提供。

与脂质代谢、动脉粥样硬化和脂肪肝有关的维生素主要有维生素 B、维生素 C、维生素 E 和 β 胡萝卜素。实验动物缺乏维生素 B 和维生素 E 可引起肝小叶中央区脂肪变性甚至坏死,而及时补充富含维生素 B 的干酵母或维生素 E 可防止肝细胞脂肪变性、抗脂质过氧化,抑制肝坏死和肝纤维化的发生。

此外,维生素 E 对不饱和脂肪酸有抗氧化作用,可阻止血液中的氧与低密度脂蛋白胆固醇结合,从而防止动脉粥样硬化,减少心脏病发作次数。

β 胡萝卜素由于其抗氧化和清除自由基的作用,可预防脂肪肝患者冠心病、脑卒中及肝纤维化的发生。

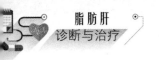

长期食用维生素 C 可使高胆固醇血症患者的血清胆固醇水平下降,从而可防治脂肪肝、动脉粥样硬化的发生。

脂肪肝患者,特别是酒精性脂肪肝患者,补充 B 族维生素、维生素 E 及 β 胡萝卜素等有助于防治酒精性及非酒精性脂肪性肝炎。黄、绿色蔬菜和水果类是补充维生素的优良食品,通过饮食补充充足的维生素有助于防治脂肪肝。必要时可以通过药物来补充维生素。

富含 B 族维生素的食物有哪些

B 族维生素有维生素 B_1、维生素 B_2、维生素 B_6、维生素 B_{12}、维生素 B_3、维生素 B_5、维生素 B_7 及叶酸等。它们在肝内含量最为丰富,参与酶的组成,与代谢密切相关。

黄豆芽、绿豆芽、麦芽、糠皮、豌豆苗、花生、各种豆类、鲜果、新鲜蔬菜中富含维生素 B_1(硫胺素);小米、大豆、干酵母、豆瓣酱、绿叶菜、动物肉、乳制品、肝脏及禽蛋含有较多的维生素 B_2(核黄素);豆类、新鲜绿色蔬菜,动物肝、肾、肉和酵母中含维生素 B_6 及维生素 B_5、维生素 B_3 较多。

富含维生素 C 和维生素 E 的食物有哪些

维生素 C 在绿叶蔬菜中含量最丰富。某些蔬菜,如番茄、黄瓜等维生素 C 的含量虽不及绿叶蔬菜,但因常被生吃,维生素 C 损失少,因而也是维生素 C 的良好来源。维生素 E 在植物油中含量最高,其次在豆类、坚果类和谷类中含量较高。所有绿色或黄色蔬菜均含有较多的胡萝卜素,后者在体内可进一步转化为维生素 A。

过度节食也会产生脂肪肝吗

过度节食会导致脂肪肝,主要有 3 个方面的原因。

首先,当人体处于长期饥饿状态时,机体无法获得足够的葡萄糖与各种脂肪燃烧时所需要的氧化酶类,这将导致机体为了弥补体内葡萄糖的不足,将身体其他部位储存的脂肪、蛋白质调动起来,转化为葡萄糖。这些脂肪、蛋白质都将通过肝脏这一"中转站"转化为热量,让大量脂肪酸进入肝脏。

其次,脂代谢需要脂蛋白,而脂蛋白的合成需要胆碱、蛋白质和必需脂肪酸,如果这些物质摄入不足、营养不良,不能合成脂蛋白,就会影响肝脏的脂代谢,导致脂肪在肝脏大量沉积,从而形成脂肪肝。

再次,节食还会造成糖、脂肪、蛋白质、矿物质和纤维素的摄入不足。在此情况下,机体就会产生代偿,使得糖类、蛋白质等都转化为脂肪,堆积到肝脏。

控制体重固然是保持健康的方法,但过度节食却会对肝脏造成危害,一定要避免。如果要防治脂肪肝,最重要的是注意饮

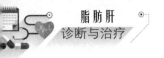
食均衡,进行适当的锻炼,规律作息,一味地控制饮食,只会导致更大的损害。

病毒性肝炎患者能否饮酒

　　肝炎病毒携带者一点酒也不能喝吗？确实是,这些人虽然肝功能正常,但部分人在肝活组织检查中已可见到轻重不等的病变,他们对乙醇代谢产物的承受能力较差,少量饮酒就会影响肝脏对糖、蛋白质及脂肪的正常代谢。

　　肝炎患者能饮酒吗？不能。酒对许多器官都有损害,其中对肝脏的损害最为严重。正常人的肝脏在饮酒过量后都会引起病变,何况是肝炎患者。饮酒可使急性病毒性肝炎重症化、慢性肝炎肝纤维化进程加快,发生失代偿期肝硬化和肝癌的概率增高和提前出现。此外,饮酒还可影响干扰素的抗病毒效果。

如何预防病毒性肝炎引起的脂肪肝

　　病毒性肝炎是由甲型、乙型、丙型等肝炎病毒感染所引起的以肝细胞损害为主的一组传染病。急性病毒性肝炎恢复期或慢性病毒性肝炎患者由于肝脏氧化利用脂肪的能力低下,同时去脂因素缺乏而使脂肪外移减少,在此基础上,加之治疗肝炎时长期大量口服或静脉注射葡萄糖、采用高热量高糖饮食,以及过分限制体力活动,终致并发高脂血症和脂肪肝,即所谓的"肝炎后脂肪肝",进而加重原有病毒性肝炎的病情,导致病变迁延不愈。

为了预防肝炎后脂肪肝的发生,病毒性肝炎患者饮食宜高蛋白质、富含维生素、低动物脂肪,糖类的摄入也要适度。体重不足者,宜用正平衡热量饮食。而多数患者体重过重,则应予负平衡热量的饮食,使体重逐渐下降到标准体重范围。依据肝炎病情,鼓励患者进行适当的体力活动,如散步、踏自行车或其他形式的体育锻炼。同时加用当归和水飞蓟提取物(当飞利肝宁胶囊)、水飞蓟素(益肝灵)、维生素B、维生素E、多烯磷脂酰胆碱胶囊(易善复)等药物,有助于防治肝内脂肪沉积。

体育锻炼如何因人制宜

(1) 朝九晚五的上班族:因为上班时间的规律性,这类患者可以选择的运动方式比较多。但需要注意的是,患者应根据运动后劳累程度和心率(脉搏)选择适当的运动量。适当的运动量是指,运动时脉搏维持在 100～160 次/分(170 减去实际年龄),持续 30 分钟左右,运动后的疲劳感一般在 15 分钟内消失为宜。

(2) 披星戴月的月光族:这里的月光族不是指每月月末都会把钱花光的人,而是指工作性质决定需要经常上夜班的人。由于时间的特殊性,建议此类患者可以进行中快速步行(115～125 步/分)或者骑自行车等运动,充分利用上下班路程上的时间。或者在坐公共汽车上班时,可以提早两站下车(大约

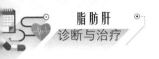
1 000 m),而后选择步行到单位。如果家和单位的距离不是很远的话,也可改换一下交通工具,每天骑车上班,增加运动量。

(3)自由自在的SOHO族(自由职业者):SOHO一族的上班时间和地点都不受什么限制,但也正因为其工作性质连最基本的上下班路程都省去了,如果没有一定主观意愿的话,更容易忽视运动的重要性。SOHO一族除了可以选择以上所提及的运动方式外,还可以约上三五好友参加一些互动性的运动,比如,打羽毛球、打乒乓球、跳舞等。在开拓交际圈的同时,也为自己的健康指数加分。

(4)颐养天年的退休族:每天早晨,在绿地或者花园里,都能看到以群体形式运动的老人们,或打拳,或做操,或跳舞。脂肪肝患者可以参加一些此类自发团体形式的体育锻炼,通过集体的力量更有效地督促自己持之以恒地贯彻减肥计划。晚饭后散步也是个不错的选择,建议散步的最佳时间为晚饭后45分钟。

如何减少不必要的用药

肝脏是人体最重要的代谢器官,药物大多经肝脏代谢,因此凡是用药不慎或滥用药物都可引起肝损害,即所谓的药物性肝病,而脂肪性肝炎是药物性肝病的常见类型之一。

随着新药的不断问世,药物性肝损害的发病率也日益增加。有数十种药物可能与脂肪肝有关。如长期大剂量使用肾上腺糖皮质激素、四环素、合成雌激素、他莫昔芬(三苯氧胺)、门冬酰胺酶、甲氨蝶呤、硝苯地平、丙戊酸钠、胺碘酮等药物均可能导致脂肪肝。有趣的是，氯贝丁酯(安妥明)、弹性酶等降血脂药物非但不能防治脂肪肝，反而会诱发和加剧脂肪肝。

因此，要尽量减少不必要的用药，可服可不服的药物就不要服用。如病情需要服用对肝有损伤作用的药物时，服药期间务必注意以下两点：①必须严格遵守医嘱，不要道听途说自行买药服用，用药剂量不宜过大，用药种类不宜过多，为了避免药物之间的相互作用，中西药物最好分别使用。如必须同用，间隔时间以 2~3 小时为宜。对合并多种疾病的药物治疗，应分阶段重点用药。②注意观察药物的不良反应，医师应与患者多进行信息交流，如需长期用药，还应定期随访肝功能、血脂和肝脏B超，以便及早发现脂肪性肝炎。早期发现肝损害，及时停用有关药物，绝大多数患者可恢复，只有很少的药物性肝病可演变为肝硬化。

保健品是不是多多益善

不少患了脂肪肝和酒精肝的患者，为了加快病情的恢复，往往自行购买服用各类保健品，结果反而导致病情缓解甚慢，甚至加重病情。不少民众存在保健品知识的误区，往往不切实际地滥用保健品。

误区一：保健品具有较好疗效。保健品往往利用电视、广播、报纸杂志等做广告，不遗余力地宣传其疗效，不少民众信以为真，纷纷掏钱购买。其实，保健品之所以能做广告，就是因为

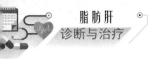

其批号是"健"字号或"食"字号,其广告管理没有"药"字号的药品严格。但正因为其不是"药"字号的药品,所以上市根本不像药品那样需要经过严格的临床验证和审批,其广告宣传的可靠性也要打个问号。

误区二:保健品没有不良反应。一些民众认为,保健品是属于食品一类,即使没有很好的疗效,但也不会有什么不良反应,所以吃吃也无妨。暂不论很多保健品的成分都没有明确标出,究竟对人体有什么作用很难说,即使其中没有什么特殊成分,一些保健品为了追求口感所含的高糖分对于脂肪肝患者而言也是有害无益。

事实上,食用过多保健品也可引起肝脏炎症性改变和氨基转移酶升高。患上脂肪肝后一定要及时就医,对市场上林林总总的保健产品,也要在医师的指导下服用。

为什么孕产妇也要预防脂肪肝

妊娠期出现的脂肪肝包括妊娠呕吐引起的脂肪肝和晚期妊娠引起的急性脂肪肝。前者见于孕妇出现严重而长时间的呕吐后,可有饮食摄入不足导致营养不良的表现,补充足够的热量及营养物质后肝损伤即可消失。随着妊娠呕吐的缓解与控制,肝功能损害和脂肪肝均可完全复原。

妊娠期急性脂肪肝少见,一般发生于初期妊娠的第7个月至第9个月。常于上呼吸道感染或静滴大剂量四环素后起病,可迅速发生肝衰竭。该病一旦诊断明确,应尽早作剖宫产手术终止妊娠。急性脂肪肝常可迅速康复,从而保住母婴生命,自然分娩、引产只会加重病情,故有弊无利。预防呼吸道感染以及避免使用四环素可能有助于减少妊娠期急性脂肪肝的发生。

此外,年轻的产妇也已成为脂肪肝的高危人群。许多人认为产妇产后"大亏"需"大补",产妇的饮食要点就是"高热量、高脂肪、高蛋白质",部分地区还有产妇不能进食蔬菜的风俗,结果造成产妇营养摄入严重失衡,再加上"坐月子"产妇通常卧床静养,结果引起体内脂肪堆积和肝脏脂肪变性。

产妇如果在产后体重增长过快,那就说明近期摄入的热量超标,应注意平衡膳食结构。产妇一定要控制产后体重的增长,合理饮食,适度锻炼,控制饮酒。如果产妇的血糖或血脂异常,还应尽早治疗。对于体重增长过快的人,建议采用低糖、低脂饮食方案,多吃新鲜蔬菜和粗纤维食品,从食物源头控制热量的摄入。

为什么"地中海饮食"益处多多

所谓"地中海饮食",就是指希腊等地中海周边国家人民的传统饮食方式。近几年来,关于这种富含蔬菜、水果、豆类、全谷物面包和橄榄油的饮食结构有益于健康的证据日渐增多。地中海饮食随国家和地区的不同而有所变化,但具有下列特性。

(1) 以橄榄油为日常食用油。

(2) 大量食用蔬果、豆类、谷类以及坚果。

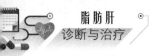
（3）家禽类和鱼类为主要肉食来源,较少食用红肉。

（4）适量饮用红酒,或在料理中加入红酒烹调。

（5）经常食用番茄、洋葱、大蒜、深海鱼等食物。

蔬果、豆类和谷类对人体的好处,相信已无需再赘述,这里要让大家了解的是其他食物在地中海饮食中所扮演的角色。

首先,我们来看看台柱——橄榄油。饮食中若含有太多的饱和脂肪酸,体内血脂便容易堆积。那么不饱和脂肪酸呢? 如果食用过的多不饱和脂肪酸,则油脂不稳定,有致癌的危险,唯有单不饱和脂肪酸,才真正有利于心血管的健康,能减少心脏病发病的概率。橄榄油正是一种富含单不饱和脂肪酸的油脂,能降低血液中的胆固醇,因此被认为是较理想的食用油。

番茄含番茄红素,是一种强力抗氧化剂,可以预防多种癌症,尤其对预防女性的乳腺癌最具功效。洋葱含硫化合物,可抑制消化道细菌将硝酸盐转变为亚硝酸盐,进而阻断致癌物——亚酸胺的形成。大蒜中的蒜素可抵抗潜在致癌物的入侵,并增强肝脏对致癌物的排出功能。

至于坚果,一般人较为熟知的有核桃、杏仁、腰果等,不要低估这小小的果实,它们的营养价值可是超乎想象。如 B 族维生素、抗氧化物质,还有单不饱和脂肪酸,都能从坚果中摄取到。

在肉类选择方面,地中海饮食主张以家禽类（白肉）和鱼类为主,尤其是深海鱼,其所含的 ω-3 脂肪酸属于不饱和脂肪酸,可减少血栓的发生,防止血管硬化,能够降低无益的低密度脂蛋白胆固醇（LDLC）,进而提升有益的高密度脂蛋白胆固醇（HDLC）。而适量饮用红酒,除了促进血液循环,红酒多酚更可以阻碍坏的胆固醇(LDLC)氧化,并减少血液凝块产生。

别以为地中海饮食一定得精细繁复,其实,健康、简单才是它的两大准则。清爽自然的风味,不仅有营养,还能吃出活力与窈窕,可谓男女适用、老少皆宜的保健养生之道呢!

但是,采用地中海饮食方式,也要注意下列要点。

(1) 虽然橄榄油是非常健康的油脂,但是并非"万灵丹",烹调时仍应避免使用油炸的方式。

(2) 坚果类食物可保护心脏血管,但由于热量很高,应适量摄取。每周数次,1次以不超过2汤匙为宜。

(3) 每天饮用少量红酒可以促进血液循环,但是血液甘油三酯过高或肝功能异常的人应该避免饮酒。